小林弘幸の
自律神経を整える
まちがいさがし

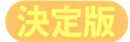
決定版

順天堂大学医学部教授
小林弘幸

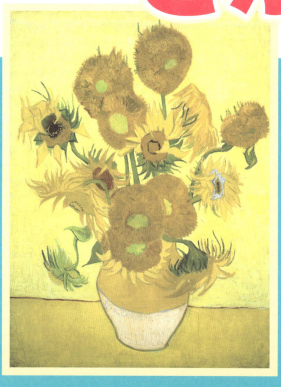

宝島社

もくじ

はじめに
「まちがいさがし」で自律神経を安定させる
感覚を体得しましょう……………………………………… 3

自律神経を整えるってどういうこと？……………… 4
自律神経を整えると得られるさまざまな効果……… 5
この本の使い方…………………………………………… 6
なぜ「まちがいさがし」で自律神経が整うのか…… 8

問題…………………………………………………………… 9
解答………………………………………………………… 111

おわりに…………………………………………………… 125

「まちがいさがし」で自律神経を安定させる感覚を体得しましょう

小林弘幸

1960年、埼玉県生まれ。順天堂大学医学部教授。日本体育協会公認スポーツドクター。自律神経研究の第一人者として、プロスポーツ選手、アーティスト、文化人へのコンディショニング、パフォーマンス向上指導に関わる。

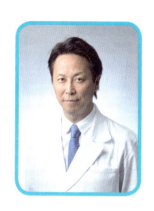

「まちがいさがし」は最適なトレーニング

　私はこれまで多くの「自律神経を整える」ための書籍を執筆し、自律神経を整えるためのさまざまな方法を提案してきました。

　本書で新しく提案する「自律神経を整えるまちがいさがし」は、自律神経研究を長年続けてきた私から見ても、とても有効なトレーニングです。

　実際、私は来年からあるプロ野球球団の総合メディカルケアを任されていますが、アスリートのメンタル育成に、「まちがいさがし」を取り入れようと考えています。これは、「塗り絵」や「切り絵」などよりも良いメンタルトレーニングになると考えています。

　「トレーニング」という言葉に身構える必要はありません。私からのいくつかのアドバイスを参考にしていただきつつ、楽しく「まちがいさがし」にチャレンジしてもらえればそれで良いのです。一般的な「まちがいさがし」本とやり方や目的が少し異なりますので、「解けなくてイライラする」といったこととも無縁です。どうか気負うことなく、リラックスした気持ちで、本書に取り組んでいただけたらと思います。

　あなたもさっそく、本書の「まちがいさがし」にチャレンジしてみてください。この「まちがいさがし」を使って自律神経を整える方法を体得すれば、普段からあなたの自律神経は活性化し、心身のさまざまな不調が和らぎ、何事に取り組むにもパフォーマンスの向上が見込めることでしょう。

小林弘幸

自律神経を整えるってどういうこと？

自律神経は生命活動の根幹を支えている

　自律神経は、人間の生命活動に欠かせない「呼吸」および内臓器官のすべてや血管をコントロールしている神経です。ですから、自律神経とはすなわち、「私たち人間の生命活動の根幹＝ライフラインを支えているもの」だともいえるのです。

　心身の重要な役割を担う自律神経は、**「交感神経」** と **「副交感神経」** という2種類の神経から構成されていて、それぞれ働きが違います。

交感神経
交感神経の働きがアップすると、心身ともにアクティブな状態になります。血管が収縮し、血圧は上昇。気分が高揚して興奮し、「緊張」の状態に向かっていきます。車にたとえるとこちらがアクセル。

副交感神経
副交感神経の働きが上がると、心身ともにリラックスした状態になります。血管がゆるみ、血圧は低下。気分は落ち着いて、「弛緩」（冷静で穏やか）状態に向かいます。車にたとえるとブレーキ。

　自律神経も車の運転と同じように、アクセル（交感神経）とブレーキ（副交感神経）のバランスがうまくとれていることが肝心です。交感神経と副交感神経、どちらか一方の働きに偏るのは思わしい状態ではありません。つまり、交感神経と副交感神経の働きがどちらも極端に上がったり、下がったりすることなく、安定して機能していること――それが「自律神経が整った状態」なのです。

　さらに理想的なのは、交感神経と副交感神経がともに高いレベルで活動し、なおかつ両方のバランスが整っている状態です。このとき、私たちの心身のパフォーマンスは最高の状態で機能します。

　ビジネスやスポーツでのパフォーマンスのみならず、外見的・内面的な健康、人を引きつける魅力的なオーラ。それらも、いかに自律神経のバランスを高いレベルで整えるかによって、結果が大きく違ってきます。

　つまり、「自律神経を整える」ということは、心身の健康のみならず、人生を輝かせる重要なキーにもなっているということなのです。

　しかし、副交感神経の働きは、男性で30歳、女性で40歳を境にガクンと下がります。しかも現代は、「交感神経優位」のストレス社会です。ただでさえ加齢によって下がってしまった副交感神経の働きが、ストレスによってさらに下がる。現代のようなストレス社会においては、「自律神経が整った状態」を維持することがなかなか難しいのです。

　だからこそ本書では、日々のストレスに勝ち、明日からの人生を輝かせるために、「自律神経を安定させる感覚」を体得すべく、そのためのトレーニングに「まちがいさがし」を薦めています。詳しいやり方は6ページに続きます。

自律神経を整えると得られるさまざまな効果

免疫力アップ

自律神経のバランスが良いと、免疫の中心的役割を担う「白血球」のバランスも良くなり、免疫力が高まります。交感神経が過剰に優位になった状態が続くと、健康維持に必要な「常在菌」まで殺してしまい、免疫力が下がりますし、逆に副交感神経が過剰に優位になると、抗原に敏感になりすぎて「アレルギー」を起こしやすくなってしまいます。

快眠快便

交感神経優位の状態で眠ってしまうと、睡眠の質が悪くなり、翌朝に目覚めたときも、交感神経がスムーズに働いてくれません。寝ても疲れがとれないという人の多くは、これが原因です。自律神経のバランスを整えれば、短くても質の良い睡眠をとることができます。また、腸の働きも良くなり、便秘が改善します。

若返り

腸の働きが高まると、質の良い血液が肝臓に行くようになって、肝臓の機能も高まり、全身に行きわたる血液はよりきれいな質の良いものになります。その結果、全身の細胞の生命力が、生き生きとよみがえり、肌や髪や爪も、みずみずしい美しさ、若さを取り戻します。見た目の若さや美しさをつかさどる臓器の代表は、「肝臓」なのです。

肩こりや冷えの改善

全身の細胞のすみずみにまで、質の良い血液が行きわたるようになるため、血行不良から生じていた「肩こり」や「片頭痛」、加齢による「更年期障害」なども改善されていきます。血流には熱を運ぶ役割もありますから、心臓から遠い末端の血流不足からくる「冷え性」も、当然のように改善されます。

うつ解消

心の部分でいえば、むやみに焦ったり、カッとなったり、イライラしたりする、ということが少なくなります。「うつ」や無気力、気分の落ち込みなども改善されていきます。心にも体にも「やる気」と「活力」がみなぎり、気持ちは前向きに明るく、いきいき、はつらつとしていきます。

仕事のパフォーマンス向上

心臓からの血流は、もちろん脳にも行きわたりますので、脳の働きも活性化して、仕事や勉強などのパフォーマンスも向上していきます。それは、本書の「まちがいさがし」をやっていても実感できるはずです。さらに、まちがいを見つけた達成感により、副交感神経の働きが上がって、「落ち着き」「余裕」という効果も得られます。

この本の使い方

🕒 どんなときに、どれくらい？

1回5分でOK。時間がある方は10分でもいいです。
やる気がでないときや休憩時間、「午後、何をやろうかな？」
などとなったときに挟むのもいいかもしれません。
朝にやって、モーニングコーヒーのような習慣にしてもいいでしょう。
その結果、落ち着いて1日のプランが立てられると思います。
夜寝る前にやるのもいいです。
ですがそのときは真剣に取り組むのではなく、
眺める程度にしてみてください。そのほうが逆によく見つけられた、
ということもしばしばあるでしょう。これが「安定」という状態だ、
ということを体で覚えると良いと思います。

⚠ チャレンジする際の注意点

本書は、通常の「まちがいさがし」とくらべても難しいレベルです。
まずは「見つからないのが当然」くらいに思いましょう。
見つからないからといってイライラすることはありません。
この本は速さを競うための「まちがいさがし」ではないのです。
各問題には「まちがい」が5箇所隠れています。
そのうちのまず1箇所でいいです。見つけてみましょう。
また、問題を解いている際には「呼吸」も大事です。
普通、人は集中すると息を止めてしまいがちなので、
まちがいが1つ見つかったら息を吐く。

そうするとまた次のまちがいが見つかりやすくなります。
見つかったときは、どうやったら見つかったのか、
その思考回路を分析してみると良いでしょう。
その過程を理解する、気づくことが大事なのです。
見つからなかった箇所はいったんそのままにしておいて、
数時間後など、時間を置いてからまた見てください。
できれば記憶が鮮明なその日のうちがより効果的です。

❓ なかなか見つからないときは

2〜3回やってみても見つけられない箇所があったら、
各問題の次のページにあるヒントを見てください
（ヒントを見てもわからない場合は、巻末の答えを見てください）。
それで「まちがい」が見つかった場合、
なぜ自分はそれが見つけられなかったのかを考えてください。
ここにはないだろうという思い込みなのか、
真ん中だけ見て周辺に意識がいっていなかったのか、
そもそも集中できていなかったのか。
これらはすべて自律神経のバランスが悪い状態です。
いったん本を閉じて、落ち着いてみましょう。
答えが見つからないと、だんだん心拍数が上がっていきます。
そういうときは呼吸です。私は「1：2の呼吸」と呼んでいますが、
3秒吸ったら6秒吐く、4秒吸ったら8秒吐く。
それをやってみてください。
これまで見えなかったものが見えてくるはずです。

※本書は、その効果に個人差があり、必ずしもすべての人の自律神経が整うものではありません。
※この「まちがいさがし」は、自律神経の安定のためにやるものであって、タイムを競うものではありません。それもあって、この本では、「まちがいさがし」には付き物の難易度の表示を外しました。

なぜ「まちがいさがし」で自律神経が整うのか

「集中」と「達成感」が自律神経の乱れを改善する

　一口に自律神経といっても、"トータルパワー"と"バランス"があり、この2つが重要なポイントとなります。「まちがいさがし」は、解いているときには自律神経のトータルパワーを上げ、解き終わったあとに自律神経のバランスを整えられる、なんとも素晴らしい取り組みなのです。自律神経を良い状態で安定させるのに最適なトレーニングともいえるでしょう。

　みなさんは、1日のうちに「集中した」と「意識」することは普段どれくらいありますか？普通の人はなかなかないのではないかと思います。

　「意識」をしていないと、見えるものも見えません。たとえば、椅子を買おうと思っている人は、レストランで食事をした際にも椅子を意識して見ますが、そうでない人は、椅子のことまで記憶に残らないのが普通です。

　この「集中する」という行為と「意識」をするという行動が、自律神経のトータルパワーをアップさせるのです。

　逆に見えるはずのものが見えない状態というのは、自律神経のバランスが乱れている証拠です。この意識を、「まちがいさがし」によってトレーニングすることができるのです。

　これは「我に返るトレーニング」ともいえると思います。「我に返る」というのは、日頃の乱れてしまっている状態を元に戻すということです。この感覚を習得することが一番重要で、これは感覚で覚えないと身につきません。

　自律神経のトータルパワーが跳ね上がっている状態でも見えなくなります。適度な緊張がベストです。

　「平常心」が崩れている（まちがっている）ことにいかに自分で気づけるようになるかが、健康をはじめ、さまざまなことの改善へのカギです。これは、受験生にはピッタリのトレーニングでしょうね。

　まちがいが「見つかった」という「達成感」は、副交感神経の働きを高め、自律神経のバランスを整えてくれます。この落ち着いた状態がいいわけですが、「落ち着いている状態がいい」というのは、これは人間の基本。にもかかわらず、これに気づけていない人が多いのです。

　この感覚を体に覚えさせる手段として、まちがいさがしをやることはとてもいいと思います。たかが「まちがいさがし」、されど「まちがいさがし」です。

　また本書は、あえて「名画」と「絶景」「動物」の写真を使ったまちがいさがしにしています。日頃あまり見ないような景色を見る、異次元の世界に自分を置く、という行為も、自分を日常から遠ざけるので自律神経の安定につながると考えられます。

小林弘幸の
自律神経を整える
まちがい
さがし 決定版

問題

各問題の左（上）が正しいもの、
右（下）がまちがっているものです。
長く楽しめるように
難しいまちがいも入っています。
見つけられなければ
ヒントや解答を見てもかまいません。
リラックスしてのぞみましょう。

Q1 名画

ゴッホ「糸杉」

ゴッホの名画をモチーフにした問題です。左と右の絵を見くらべて、ちがっている部分をさがしてみましょう。

まちがい 5個

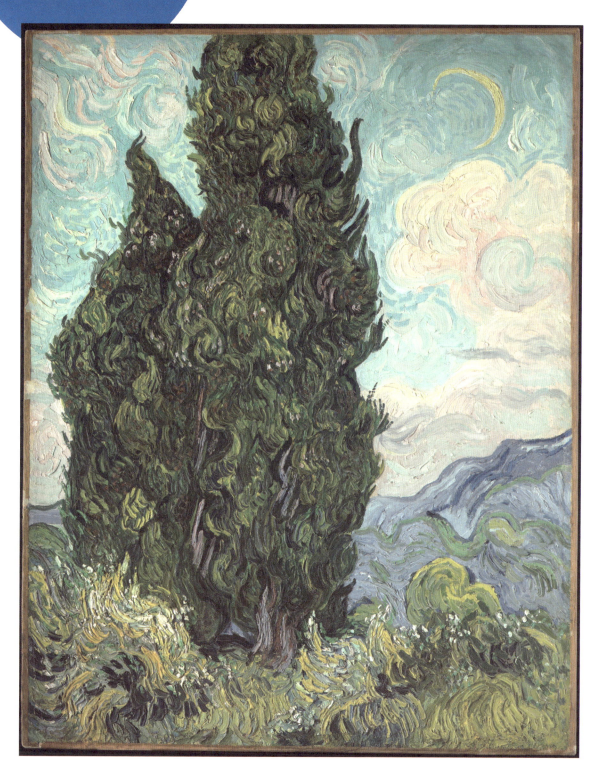

1889年、フィンセント・ファン・ゴッホがサン・レミ(南フランス)のカトリック精神療養院に入院した直後に描かれた作品です。キャンバスのほぼ半分を占めている糸杉は、この時代のゴッホを象徴するモチーフです。

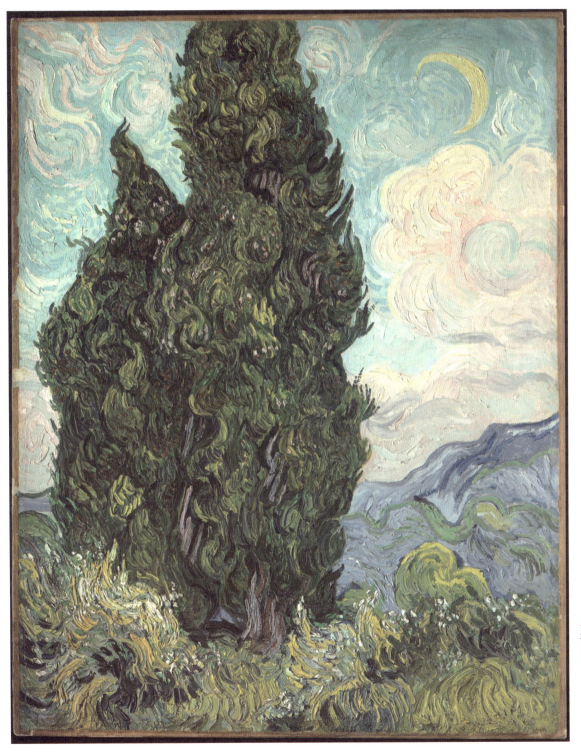

答えは112ページ

Q2 絶景
アンコールワット

まちがい 5個

カンボジアの絶景をモチーフにした問題です。上と下の絵を見くらべて、ちがっている部分をさがしてみましょう。

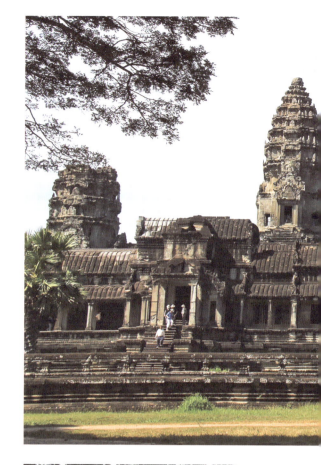

豆知識

世界最大級の石造寺院。寺院全体はヒンドゥー教の宇宙観を具体化したもので、中央祠堂(しどう)は世界の中心とされる須弥山(しゅみせん)を、周壁はヒマラヤを、環濠は大海原を象徴しています。その光景はまさに、密林に隠された神の住まう世界です。

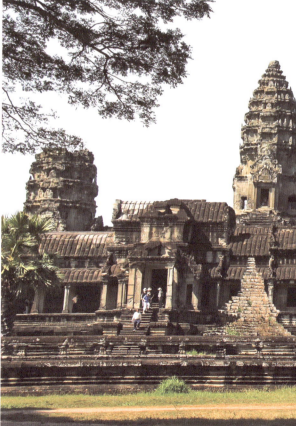

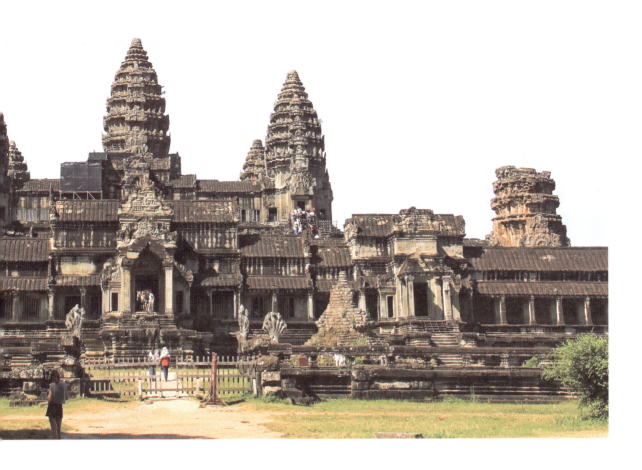

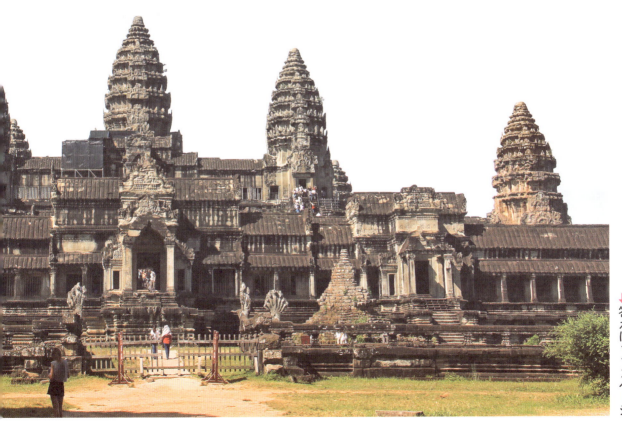

Q10のヒント：米粒の部分にちがいが2履所あります。米粒のすぐそばや奥にも注目してみましょう。

Q3
名　画
フェルメール
「水差しを持つ女」

フェルメールの名画をモチーフにした問題です。左と右の絵を見くらべて、ちがっている部分をさがしてみましょう。

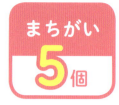
まちがい **5**個

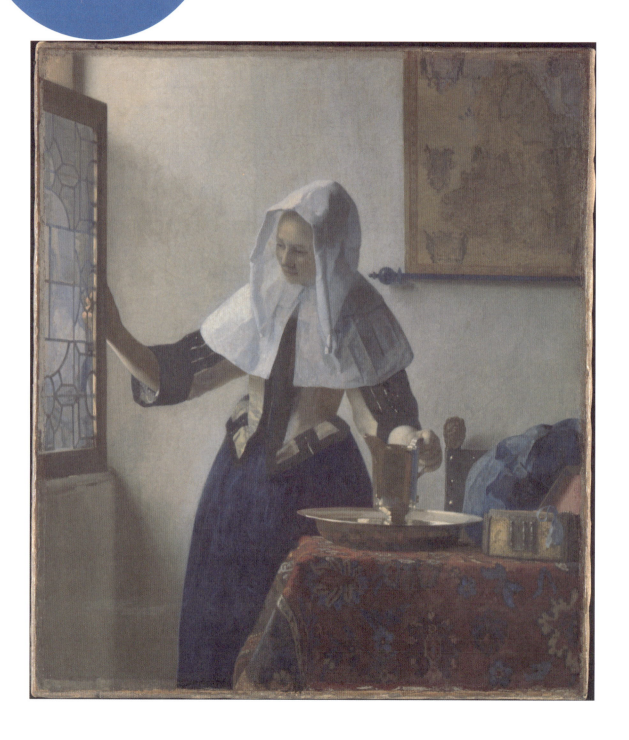

「水差しを持つ女」は窓辺の明るい光のなかで水差しを持つ女性を描いたヨハネス・フェルメールの風俗画。1664～65年頃に制作された油彩画で、現在はアメリカのメトロポリタン美術館に所蔵されています。

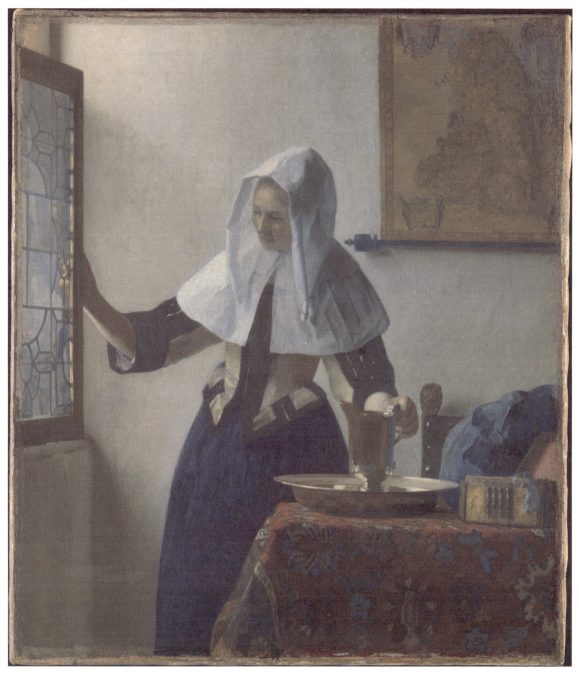

ヒント：美術に関するまちがいが3個所あります。入口の右側の草の右側にも注目してみましょう。

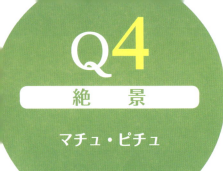

Q4 絶景
マチュ・ピチュ

ペルーの絶景をモチーフにした問題です。左と右の絵を見くらべて、ちがっている部分をさがしてみましょう。

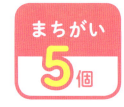

まちがい 5個

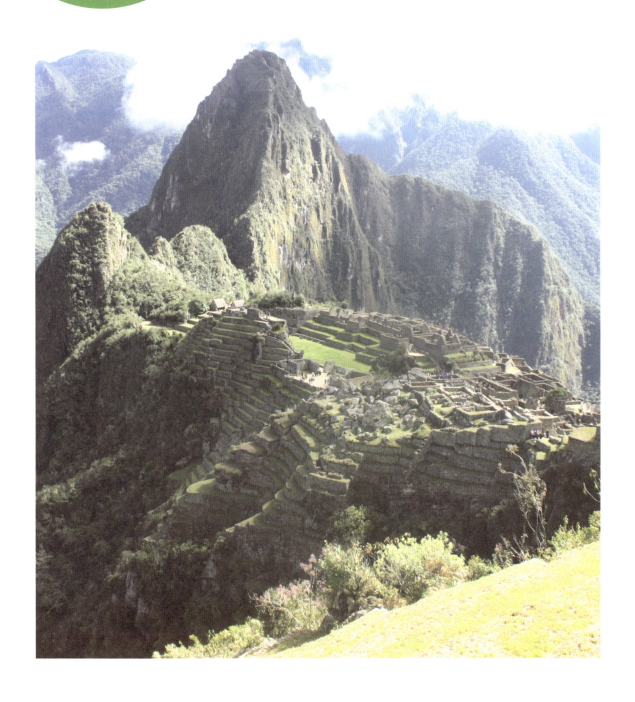

> **豆知識**
> 15世紀中頃にインカ族が建設した空中都市。16世紀、インカの都市の多くがスペイン人に破壊されたなか、ここは無事でした。しかし、なぜかインカ族は100年ほどでこの都市を放棄、1911年に密林で遺跡として発見されました。

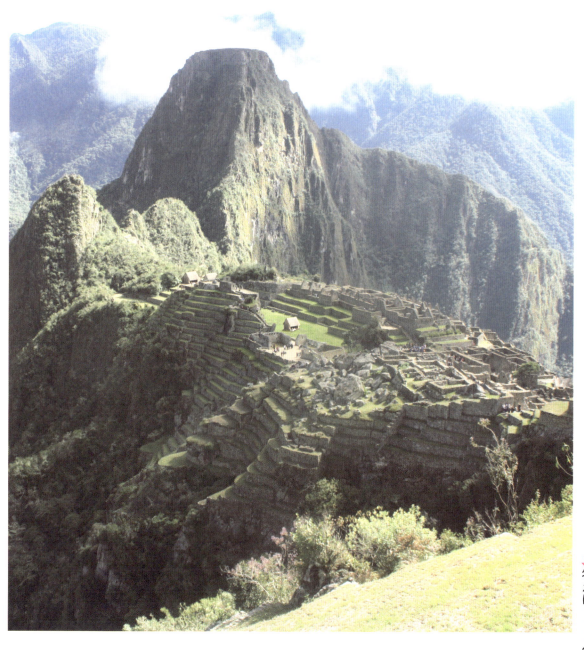

答えは112ページ

Q3のヒント：名前の間にまちがいが2箇所あります。寝際の地図やチョ－ルの上にも注目してみましょう。

Q5 動物
カナダオオヤマネコ

北米の美しい野生ネコをモチーフにした問題です。左と右の絵を見くらべて、ちがっている部分をさがしてみましょう。

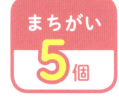

まちがい **5**個

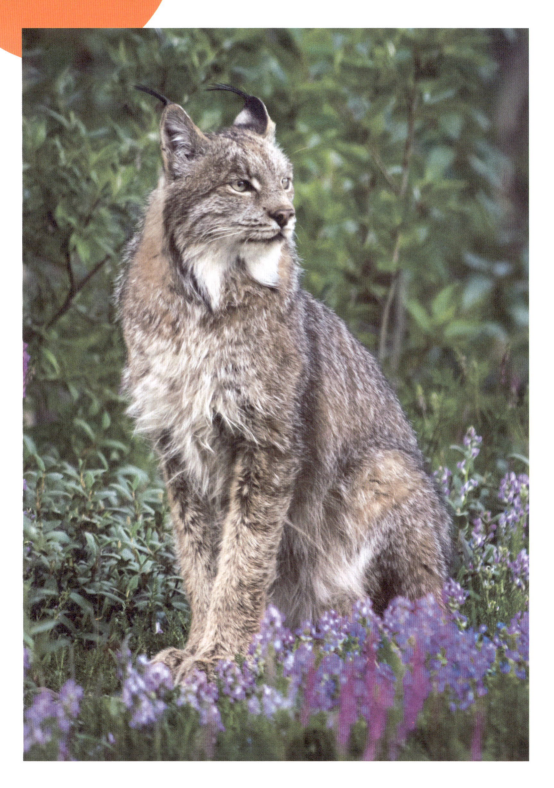

> **豆知識**
> カナダオオヤマネコは、主にカナダやアラスカの森林に生息しており、体毛は全体的に茶色で、黒みがかった斑点(はんてん)があります。さらに、寒冷地の生活に適するように、大きくて長い足をもっていて、雪道にも負けない体力があります。

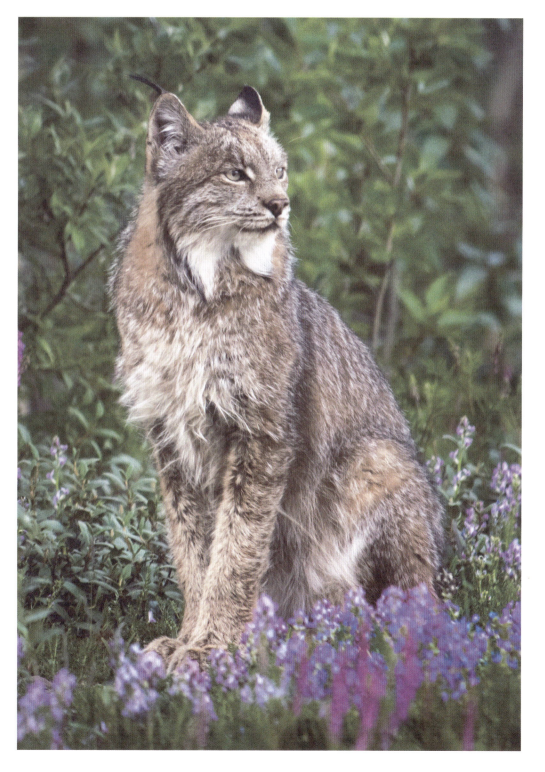

答えは113ページ

Qのヒント：目に関するちがいが2個所あります。ずかんの車の斜度、動物にも注目。

Q6 名画

ルノワール
「ピアノに寄る娘たち」

ルノワールの名画をモチーフにした問題です。左と右の絵を見くらべて、ちがっている部分をさがしてみましょう。

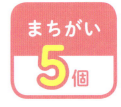
まちがい 5個

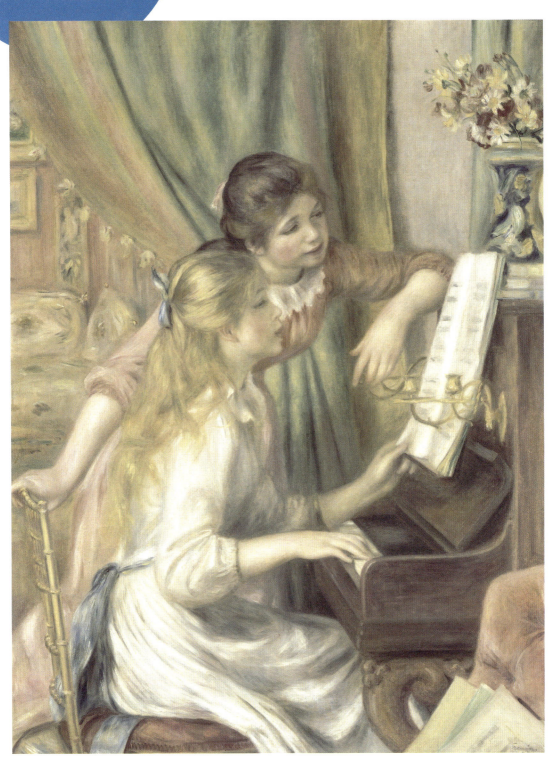

豆知識

美術館からの依頼によって、同じモチーフで制作された6枚の絵画のうちの1枚で、微妙にポーズや色彩が異なるバージョンが存在します。ピエール・オーギュスト・ルノワールにとって、フランス政府が買い上げた初の作品です。

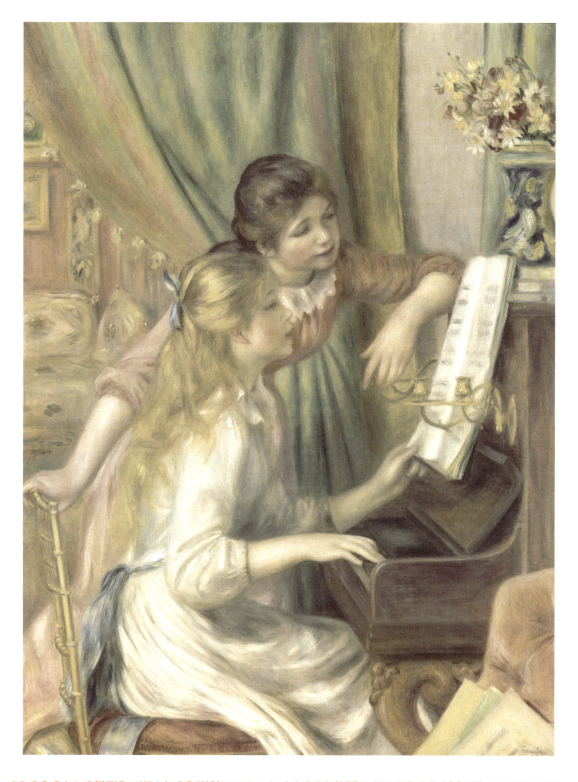

答えは113ページ

ひらめきヒント：花に関するものがいくつ登場するか、ギターの特徴的な音の響きにも注目してみましょう。

Q7 絶景
バイカル湖

ロシアの絶景をモチーフにした問題です。左と右の絵を見くらべて、ちがっている部分をさがしてみましょう。

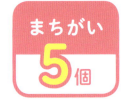

まちがい **5**個

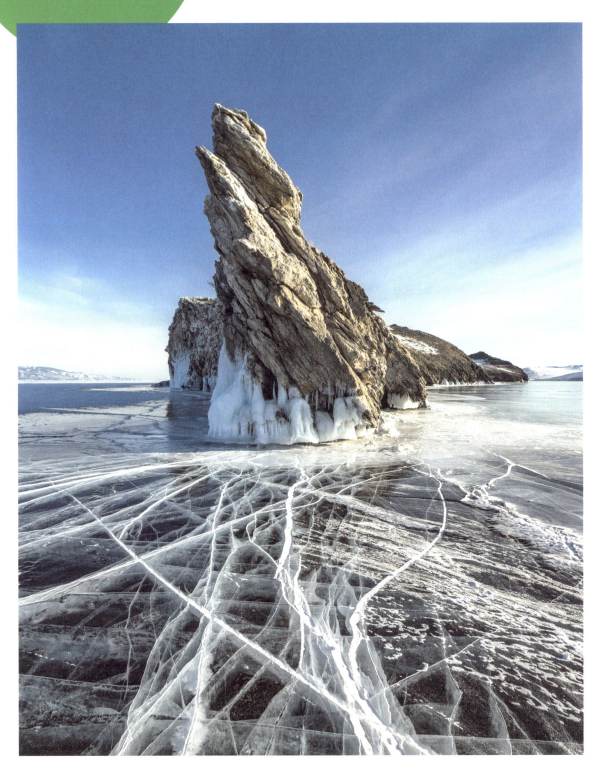

豆知識

世界最古、世界最深、世界一の透明度を誇るロシアの巨大湖。冬になるとエメラルドグリーンに凍るこの湖は「シベリアの真珠」とも呼ばれています。世界で唯一、淡水湖のみに生息する「バイカルアザラシ」が見られるそうです。

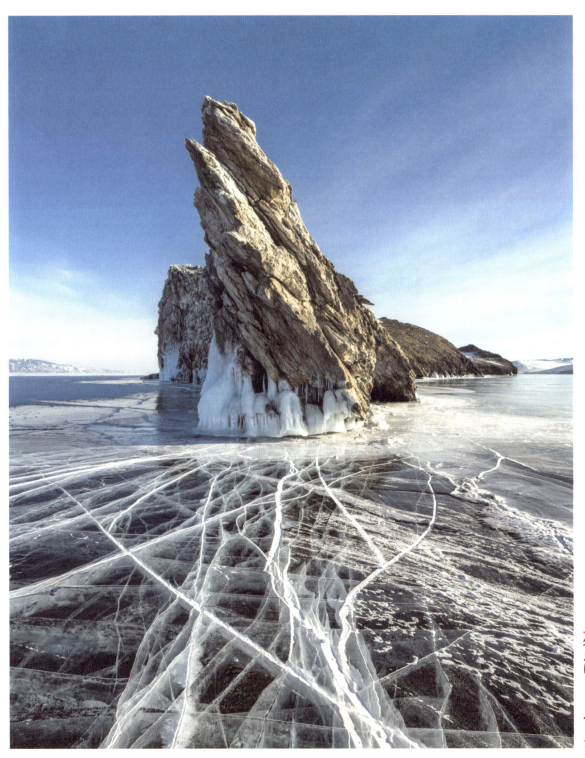

↓答えは113ページ

Q6のヒント：チーターのあの足のくぼみはくぼみがあります。ヒアノ花瓶横にも注目してみてください。

Q8 名画

マネ「エスパダの衣装を着けたヴィクトリーヌ・ムーラン」

マネの名画をモチーフにした問題です。左と右の絵を見くらべて、ちがっている部分をさがしてみましょう。

まちがい **5**個

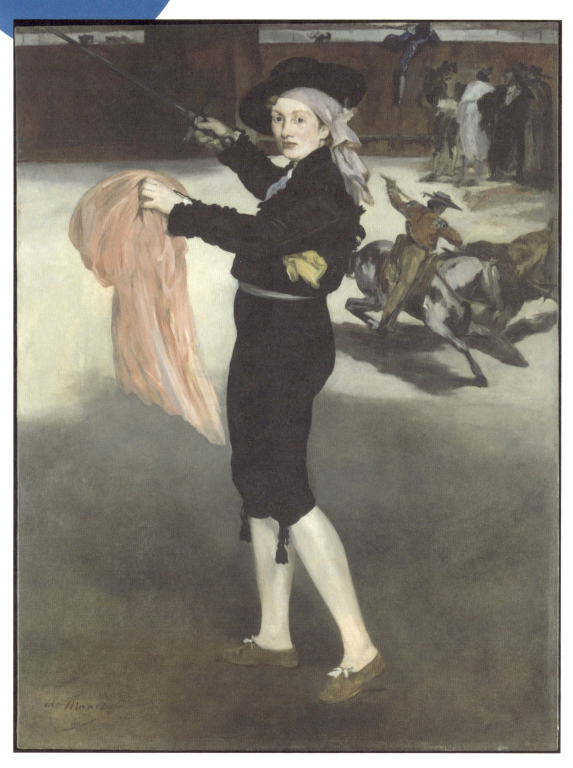

豆知識

エドゥアール・マネはその伝統と新しさを共存させた斬新な技法が、のちの印象派画家たちに影響を与えたため、「印象派の父」と呼ばれるようになりました。ヴィクトリーヌ・ムーランはマネのお気に入りのモデルだったそうです。

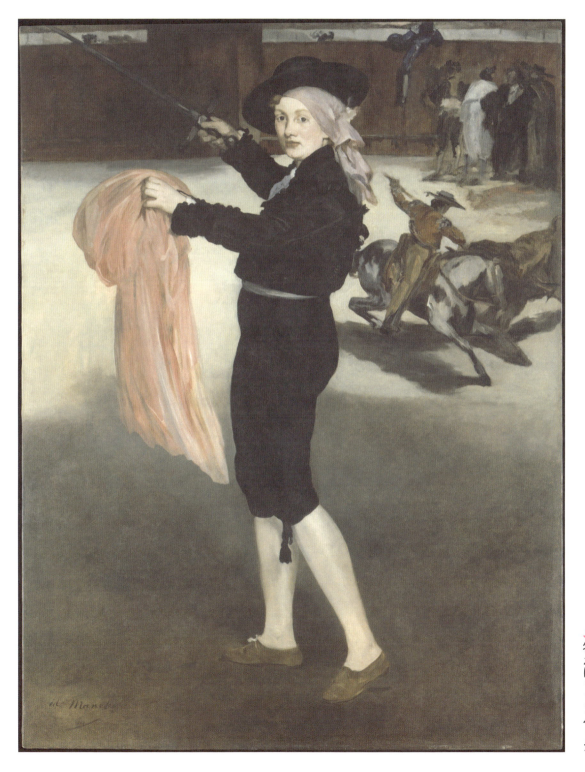

ヒント：本物の絵の裏側には1箇所違いがあります。絵の後ろの方にも注目してみましょう。

答えは113ページ

Q9 絶景

アユタヤ遺跡

まちがい 5個

タイの絶景をモチーフにした問題です。上と下の絵を見くらべて、ちがっている部分をさがしてみましょう。

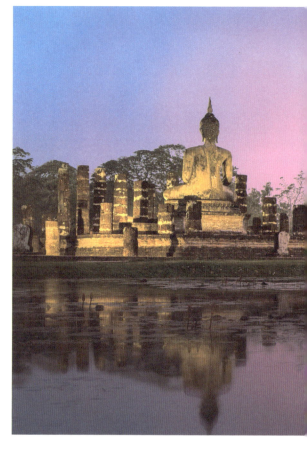

豆知識

アユタヤは仏塔のチェディ、歴代王の離宮など、かつて栄華を極めた古都の壮大な歴史が眠る遺跡の街です。現代にその当時の姿をつたえる荘厳な遺跡群は歴史公園として整備され、1991年にユネスコ世界遺産にも登録されました。

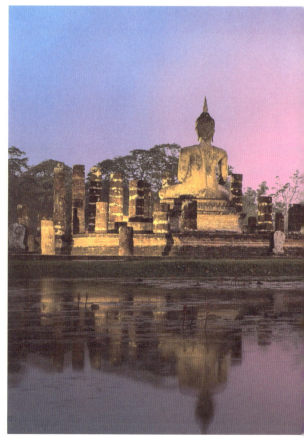

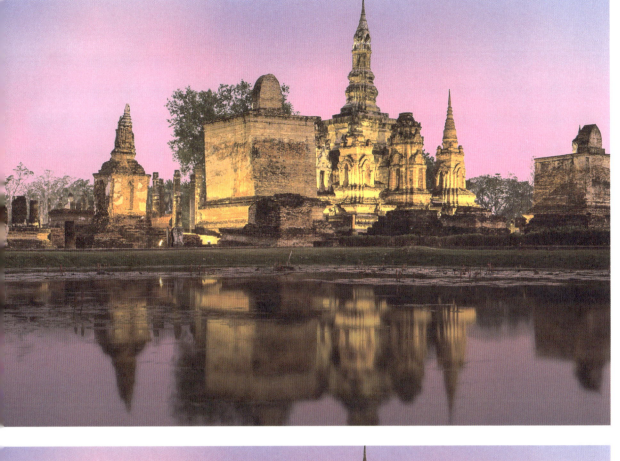

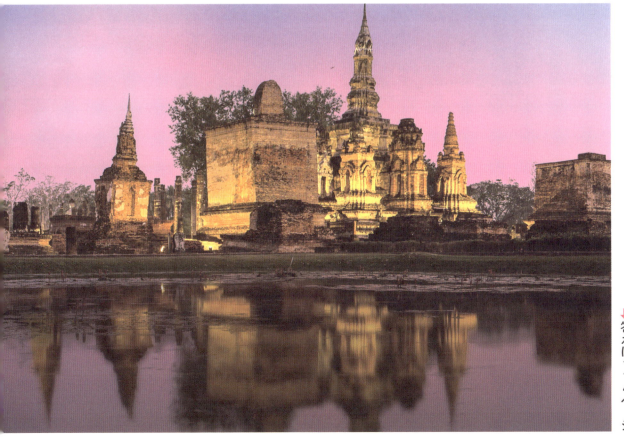

08のヒント：名残の夕暮にまぶしい光が集中しています。手に持っているものにも注目しましょう。

答えは114ページ

Q10 動　物

アフリカゾウ

世界最大の陸上動物をモチーフにした問題です。左と右の絵を見くらべて、ちがっている部分をさがしてみましょう。

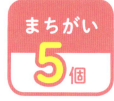

まちがい **5** 個

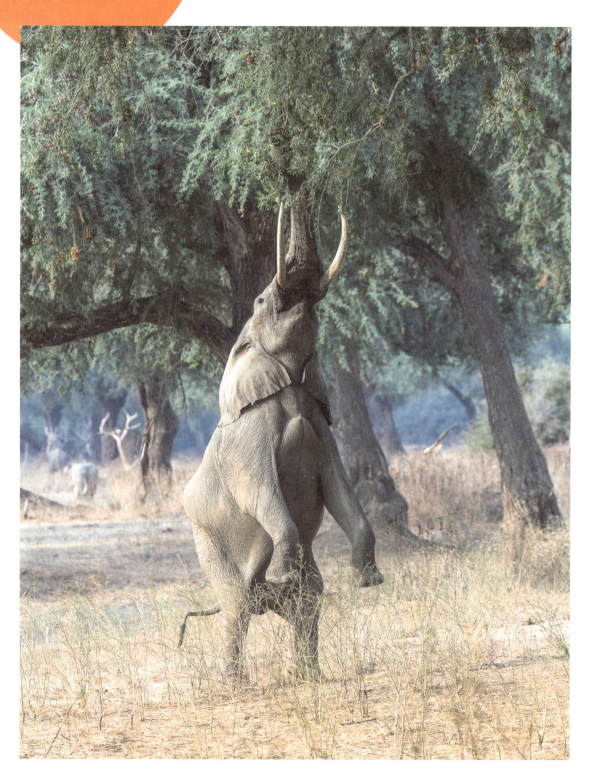

豆知識

アフリカゾウは地球上で最大の陸上動物です。アジアゾウよりわずかに大きく、アフリカ大陸の形に似た大きな耳で、アジアゾウと区別できます。現在では違法である象牙の取引で、アフリカゾウは絶滅の危機に瀕しています。

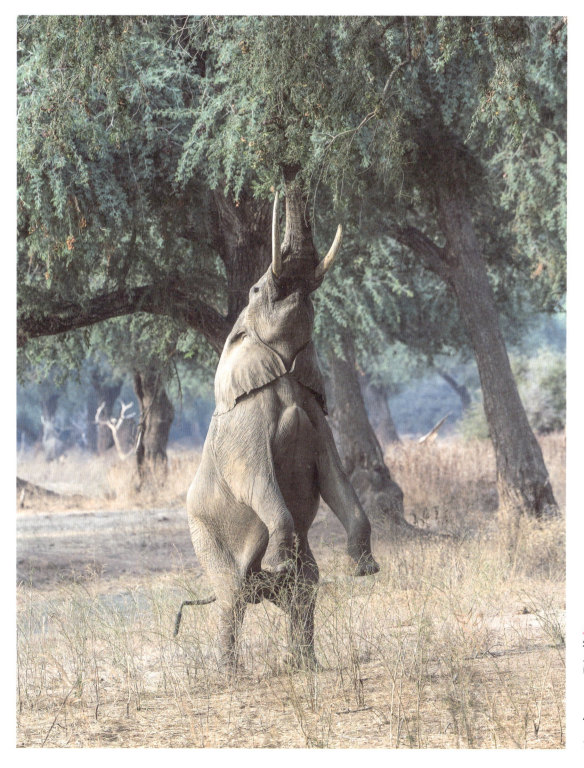

ひらめくヒント：水面にまちがいが1関所あります。植物の高いところにまちがいが集まっています。

答えは114ページ

Q11 名画

モネ
「花と果物のある静物」

モネの名画をモチーフにした問題です。左と右の絵を見くらべて、ちがっている部分をさがしてみましょう。

まちがい **5**個

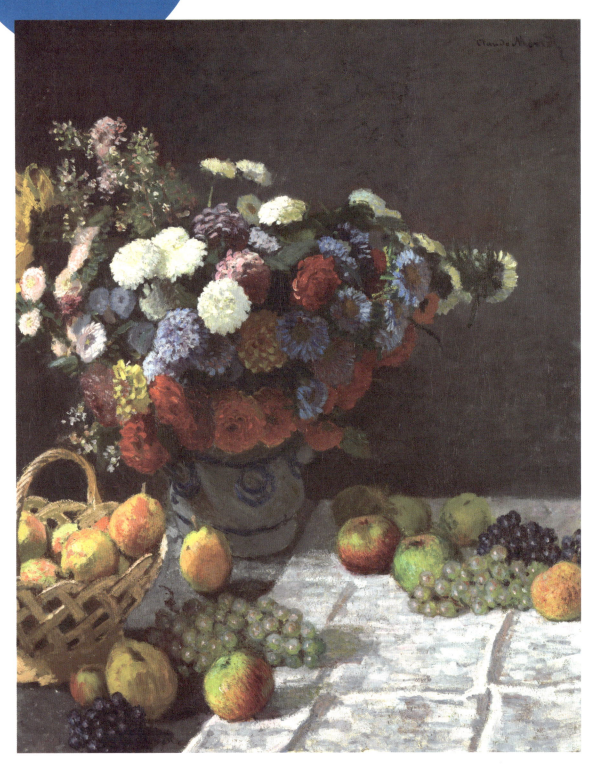

クロード・モネは印象派を代表するフランスの画家です。作品のほとんどを戸外での制作によるものが占めていますが、制作活動の初期から1880年代の中頃までの期間は、比較的多くの静物画を残しています。

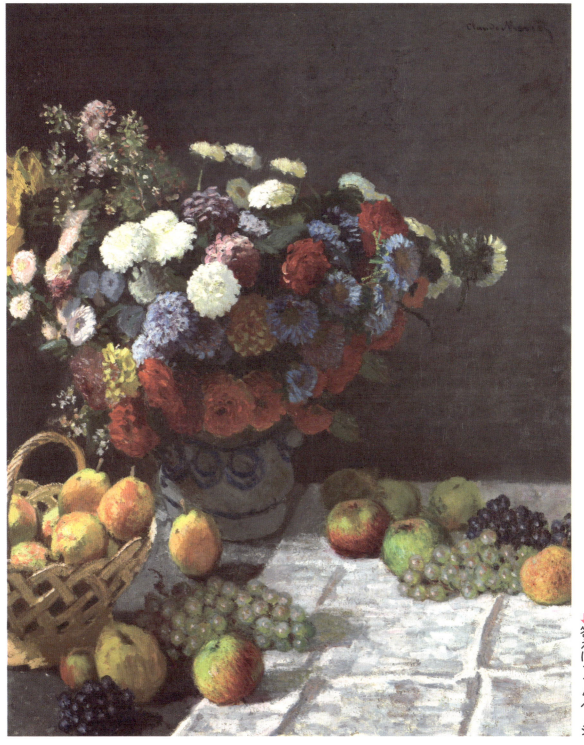

Q 10のヒント：花や果物の数がちがうものがあります。ツボの体のかたさや葉、果物にも注目です。

Q12 絶景
グレート・バリア・リーフ

まちがい 5個

オーストラリアの絶景をモチーフにした問題です。上と下の絵を見くらべて、ちがっている部分をさがしてみましょう。

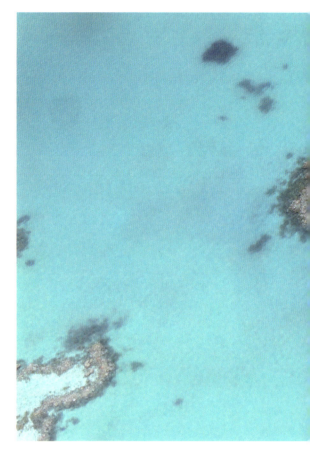

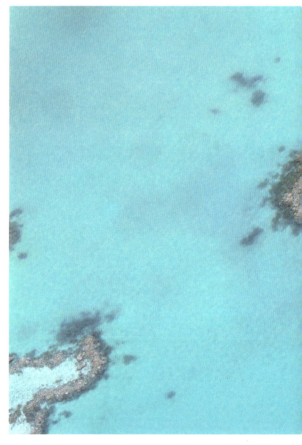

豆知識

色鮮やかな海洋生物が数多く生息するグレート・バリア・リーフは、2000km以上続く世界最大のサンゴ礁群です。上空を軽飛行機で飛ぶと、ジュゴン、ザトウクジラ、バンドウイルカ、ウミガメが波間を泳ぐ姿を見ることができるそうです。

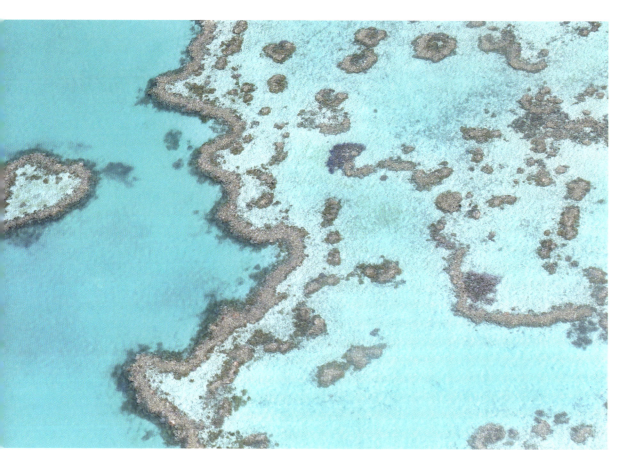

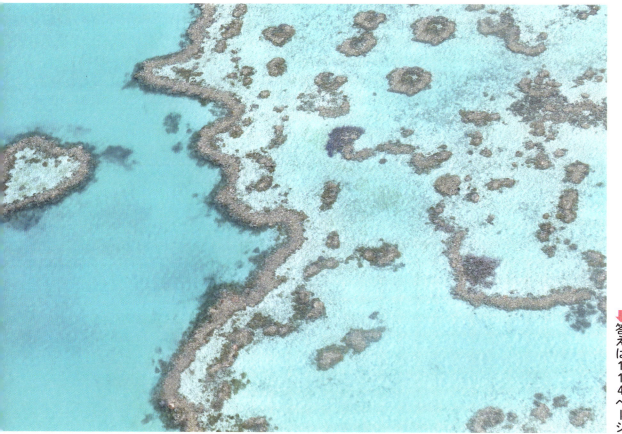

Q 11 のヒント：メインの花の部分にまちがいが3箇所、花模様のように注目してみましょう。

答えは114ページ

Q13
名　画
東洲斎写楽「三代目大谷鬼次の奴江戸兵衛」

東洲斎写楽の名画をモチーフにした問題です。左と右の絵を見くらべて、ちがっている部分をさがしてみましょう。

まちがい **5**個

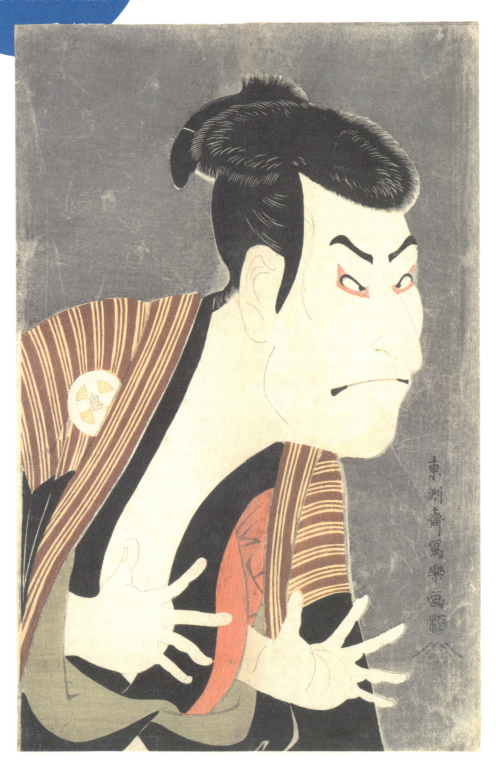

写楽は寛政6(1794)年5月から10か月ほど活躍して姿を消した謎の絵師です。この作品は、河原崎座で上演された演目『恋女房染分手綱』のなかで三代目大谷鬼次が演じた「奴江戸兵衛」を描いたものです。

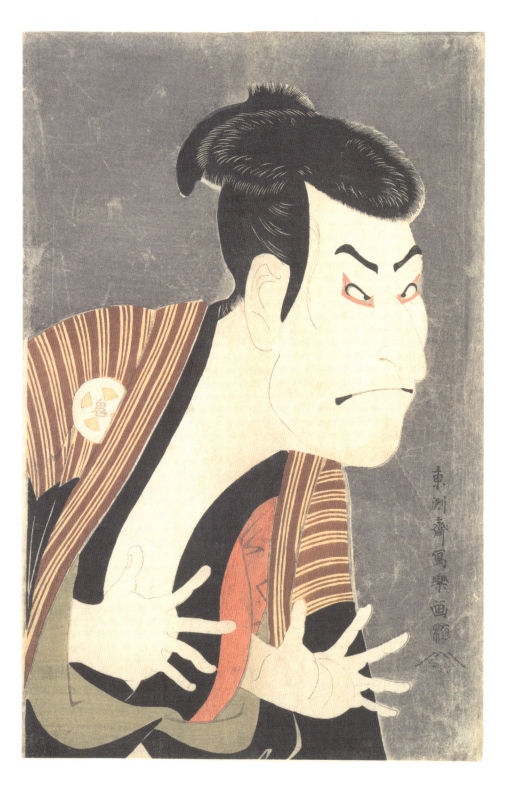

ヒント：サンコウ鳥の羽根を尾に注目してみましょう。海中深くにもう1羽同種の鳥がいます。

Q14 絶景
グランドキャニオン

アメリカの絶景をモチーフにした問題です。左と右の絵を見くらべて、ちがっている部分をさがしてみましょう。

まちがい **5**個

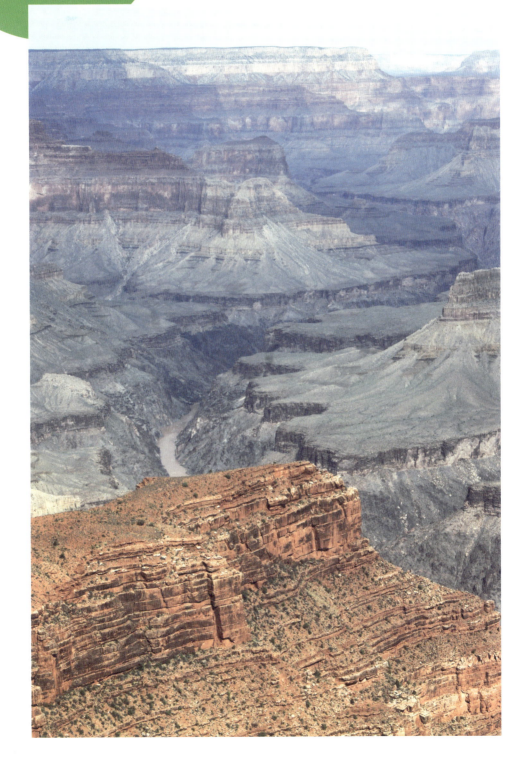

グランドキャニオンは、アメリカのアリゾナ州北西部にあり、コロラド川がコロラド高原を浸食し、数百万年かけてできあがった峡谷です。総面積は 4927 km²。100 年で 2cm ずつ削り出され、現在もそれが進んでいるそうです。

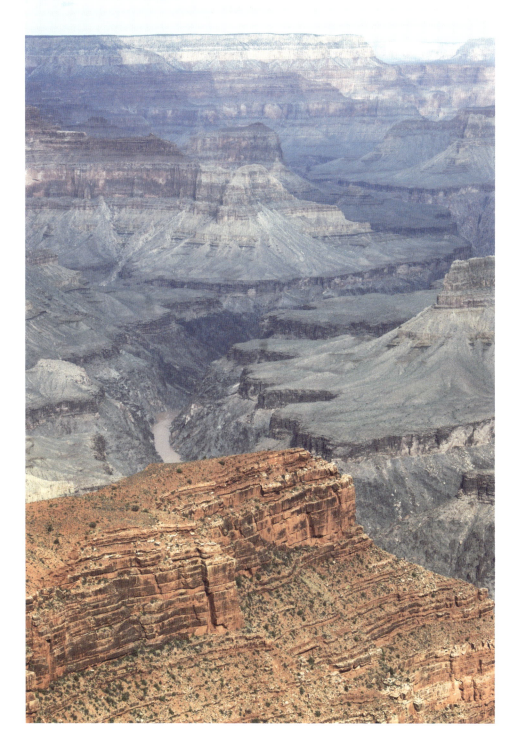

Q13 のヒント：異物は 3 周所ちがいがあります。特徴的な手や鑑帽にも注目しましょう。

↓答えは 115 ページ

Q15
動 物
イチゴヤドクガエル

まるで宝石のようなカエルをモチーフにした問題です。左と右の絵を見くらべて、ちがっている部分をさがしてみましょう。

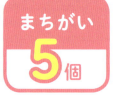
まちがい
5個

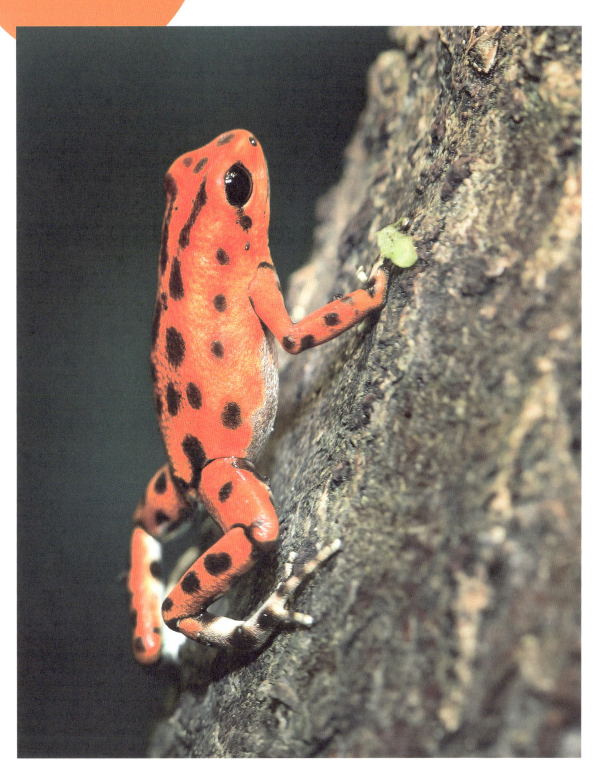

> **豆知識**
> イチゴヤドクガエルはさまざまな色彩の個体が存在し、青色や褐色、緑色の個体など、地域によって体色がまったく異なるという特徴をもっています。生息地は中央アメリカのニカラグア、コスタリカ、パナマなどに分布しています。

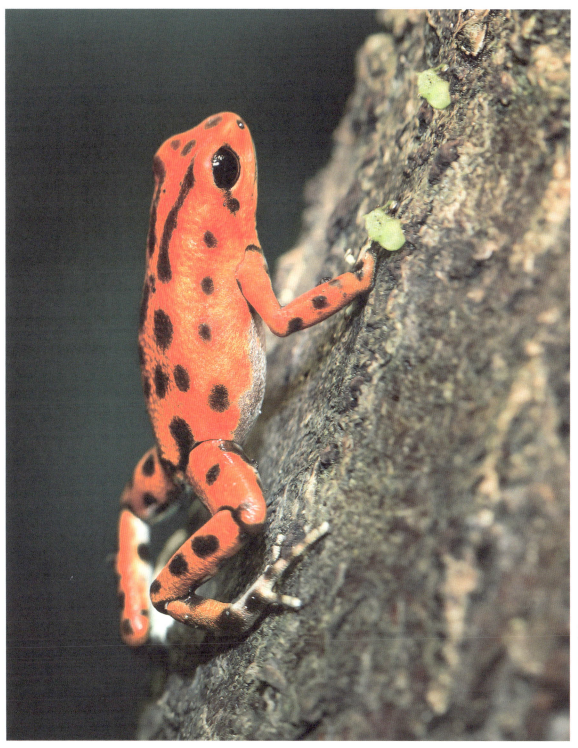

Q14のヒント：真の姿をよく見てみましょう。緑も鮮やかに注目です。

答えは115ページ

Q16
名画
モロー「オイディプスとスフィンクス」

ギュスターヴ・モローの名画をモチーフにした問題です。左と右の絵を見くらべて、ちがっている部分をさがしてみましょう。

まちがい 5個

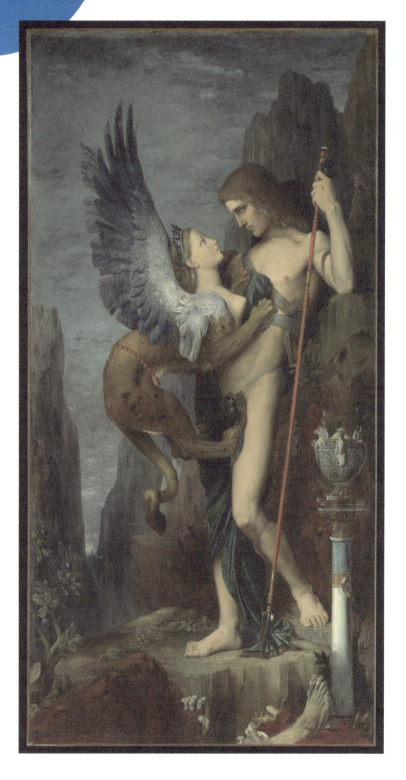

女性の頭部と獅子の肉体をもつ怪物スフィンクスから「朝は4足、昼は2足、夜は3足で歩むものは何か？」と謎をかけられているオイディプス（未来のテバイ王）という最も有名な神話上の逸話の1つを主題にした作品です。

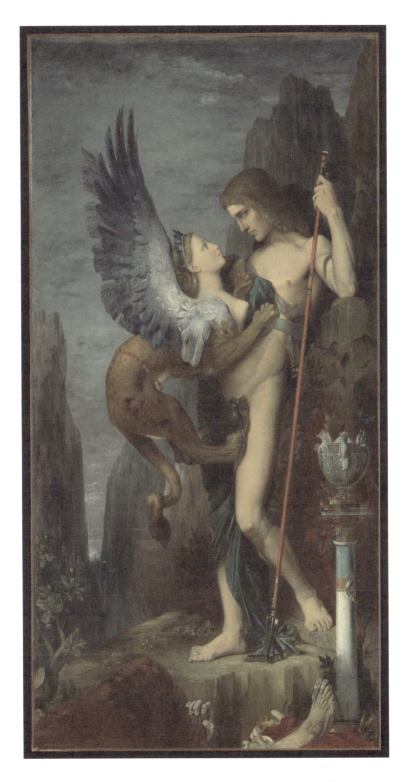

○15のヒント：スフィンクスの体にも注目しています。※の部分にも注目しましょう。

答えは115ページ

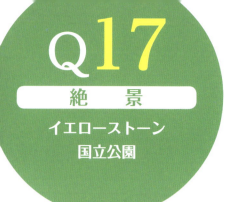

Q17 絶景
イエローストーン国立公園

アメリカの絶景をモチーフにした問題です。左と右の絵を見くらべて、ちがっている部分をさがしてみましょう。

まちがい 5個

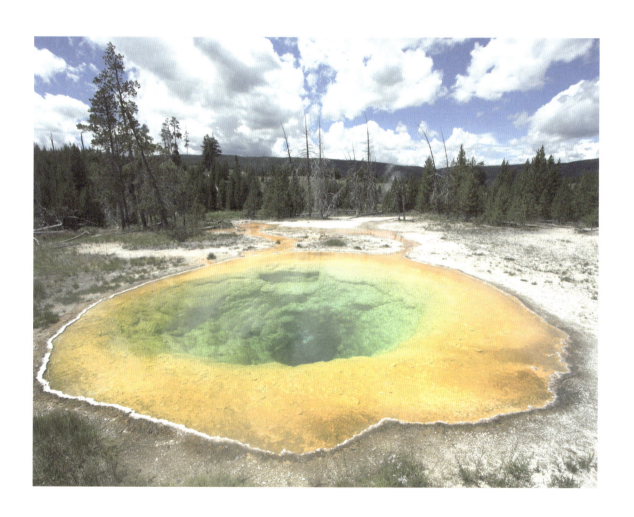

イエローストーン国立公園は、アメリカのアイダホ州、モンタナ州、ワイオミング州にまたがる世界遺産で、世界最古の国立公園でもあります。地球上の温泉（源泉）の約 50%、間欠泉（温泉の一種）の約 3 分の 2 がここにあります。

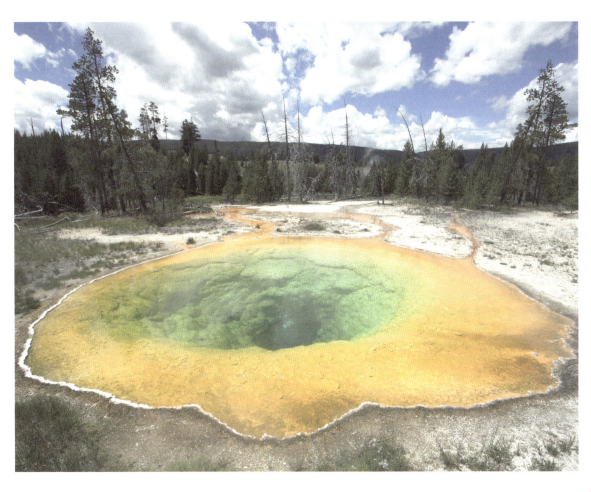

答えは116ページ

Q16のヒント：スフィンクスの体には2ヶ所傷があります。鼻以外の顔、胴体にも注目。

Q18 名画
レンブラント「ベローナ」

レンブラントの名画をモチーフにした問題です。左と右の絵を見くらべて、ちがっている部分をさがしてみましょう。

まちがい **5**個

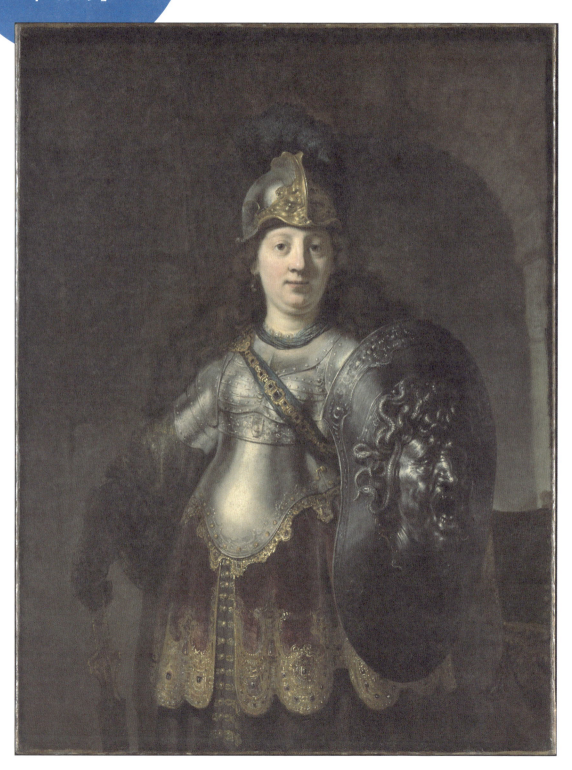

17世紀のオランダ絵画黄金期に活躍した巨匠、レンブラント・ファン・レインが描いた作品です。スポットライトを当てたような強い光による明瞭な明暗対比や、赤褐色または緑褐色を基調とした、輝くような色彩が特徴です。

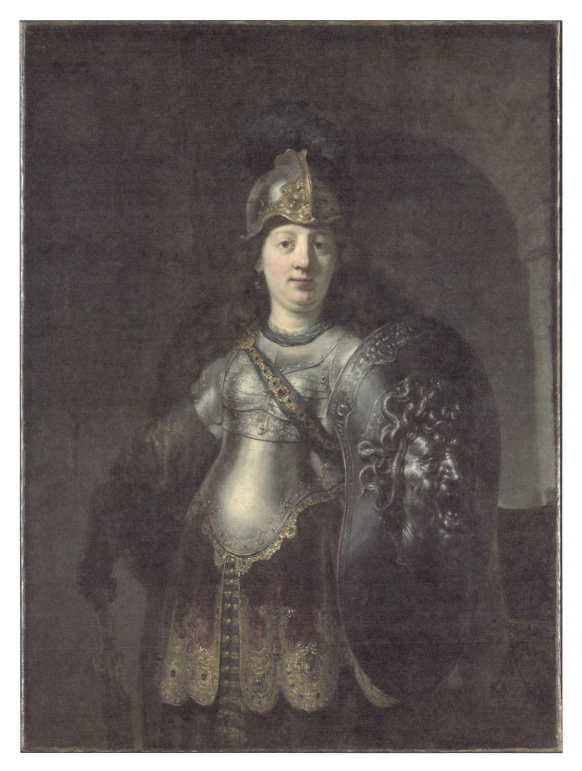

ヒント：閉まった片方だけでなく、開いた方にも注目しよう。木の本数にも注目です。

答えは116ページ

Q19 絶景

エアーズロック

まちがい 5個

オーストラリアの絶景をモチーフにした問題です。上と下の絵を見くらべて、ちがっている部分をさがしてみましょう。

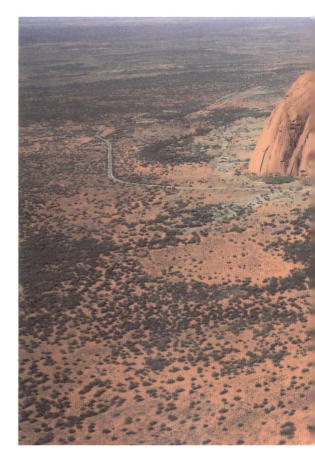

豆知識

エアーズロックの正式名称は「ウルル」といい、オーストラリア大陸のほぼ中央に位置する世界最大級の一枚岩です。古代からこの地で生活をしていたオーストラリア先住民（アボリジニ）たちから現在も聖なる岩として崇められています。

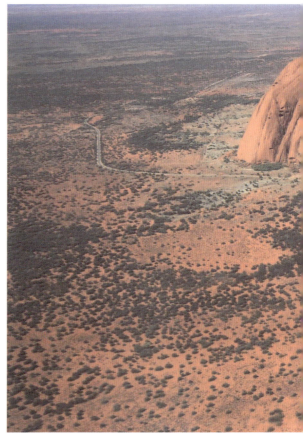

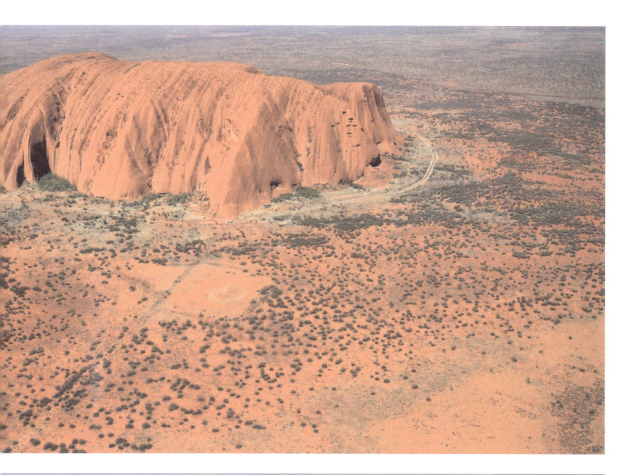

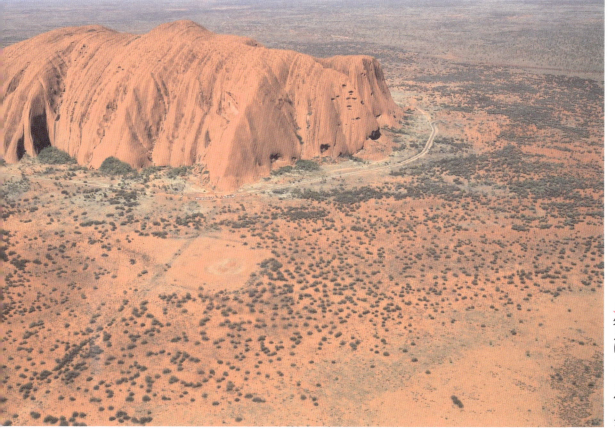

Q18のヒント：縁まわりにまちがいが集中しています。尾にも注目してみましょう。

答えは116ページ

Q20 動物
ノドアカハチドリ

宝石にたとえられる美しい鳥をモチーフにした問題です。左と右の絵を見くらべて、ちがっている部分をさがしてみましょう。

まちがい **5**個

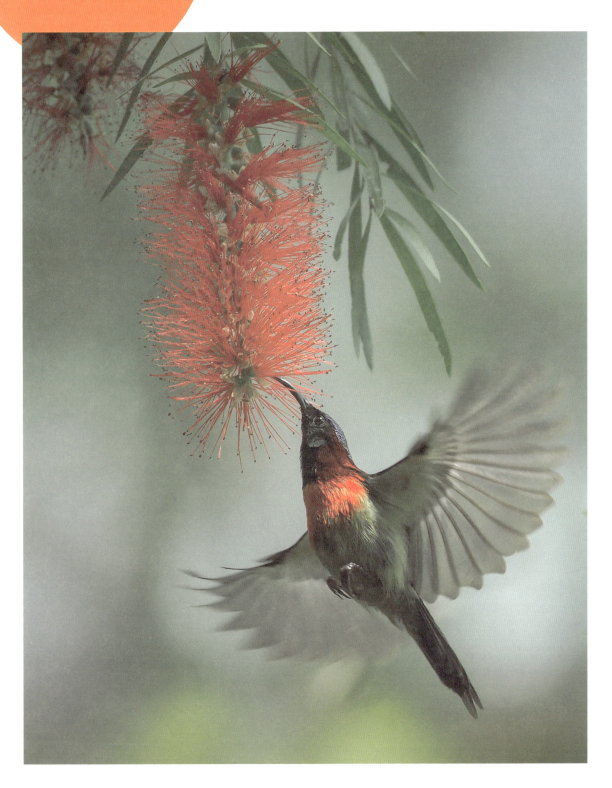

豆知識

ノドアカハチドリは北アメリカ東部で繁殖する唯一のハチドリ類で、メキシコや中央アメリカで越冬します。オスだけが目立つ赤いのどをもっていて、体長7〜9cmの小さな体で、1秒間に53回も羽を羽ばたかせているそうです。

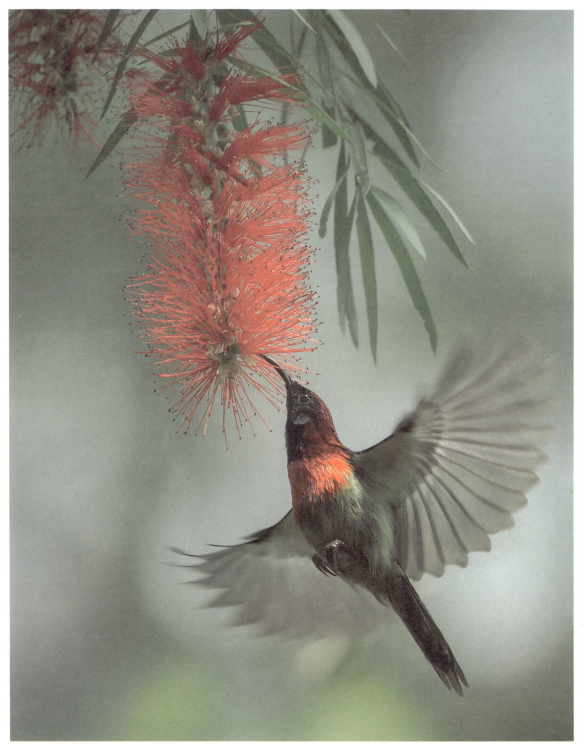

答えは116ページ

Q21 名画

ゴッホ「ひまわり」

ゴッホの名画をモチーフにした問題です。左と右の絵を見くらべて、ちがっている部分をさがしてみましょう。

まちがい **5**個

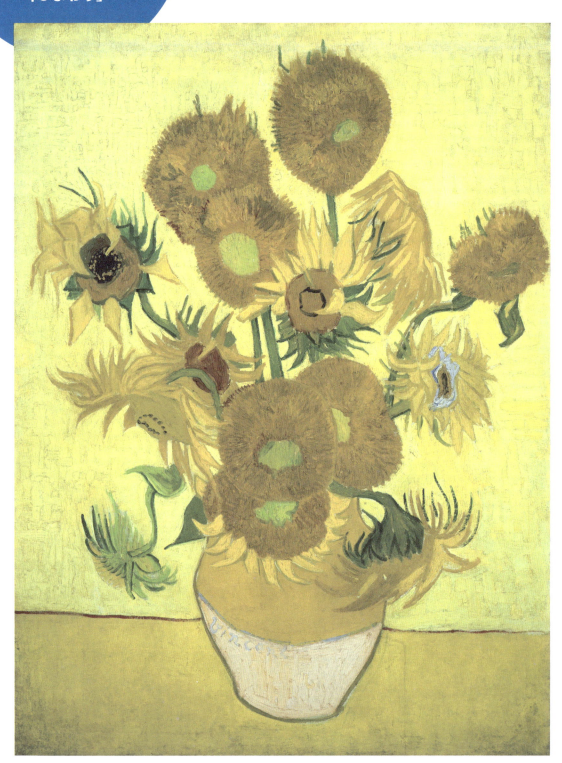

豆知識

ゴッホの「花瓶に挿されたひまわり」をモチーフとしたシリーズは全部で7点（うち1点は焼失）あり、この作品は東京の東郷青児記念 損保ジャパン日本興亜美術館に所蔵されている「15本のひまわり」の模写です。

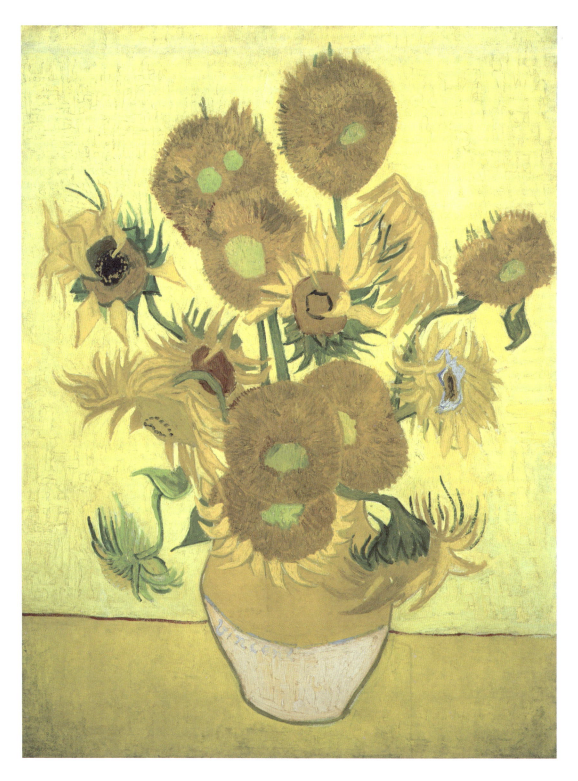

ワンポイント：花と葉っぱにちがう３原色があります。ハチより右の花や葉にも注目してみましょう。

→答えは117ページ

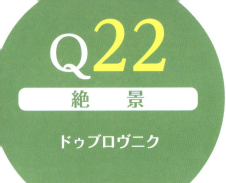

Q22 絶景
ドゥブロヴニク

クロアチアの絶景をモチーフにした問題です。左と右の絵を見くらべて、ちがっている部分をさがしてみましょう。

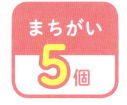

まちがい 5個

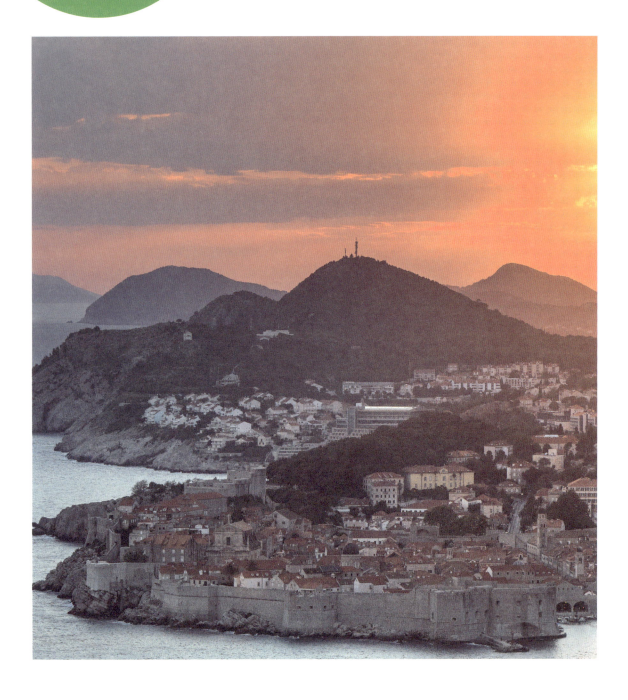

豆知識

アニメ『紅の豚』の舞台にもなったダルマチア海岸の世界遺産「ドゥブロヴニク旧市街」。アドリアン・ブルーに輝くオレンジ屋根の街並みは「アドリア海の真珠」と呼ばれ、ヨーロッパでも随一の絶景都市として知られているそうです。

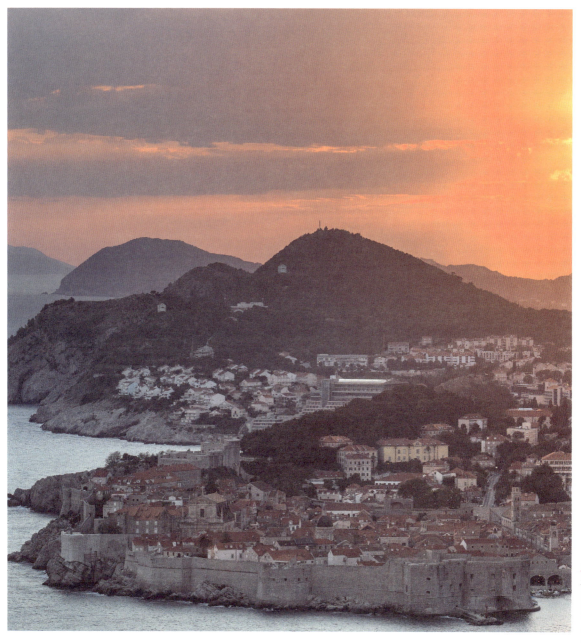

答えは117ページ

Q21のヒント：花の形や中心の部分のあちがいや3属点、花びらの線にも注目してみましょう。

Q23 名画
ゴーギャン「イア・オラナ・マリア」

ゴーギャンの名画をモチーフにした問題です。左と右の絵を見くらべて、ちがっている部分をさがしてみましょう。

まちがい **5**個

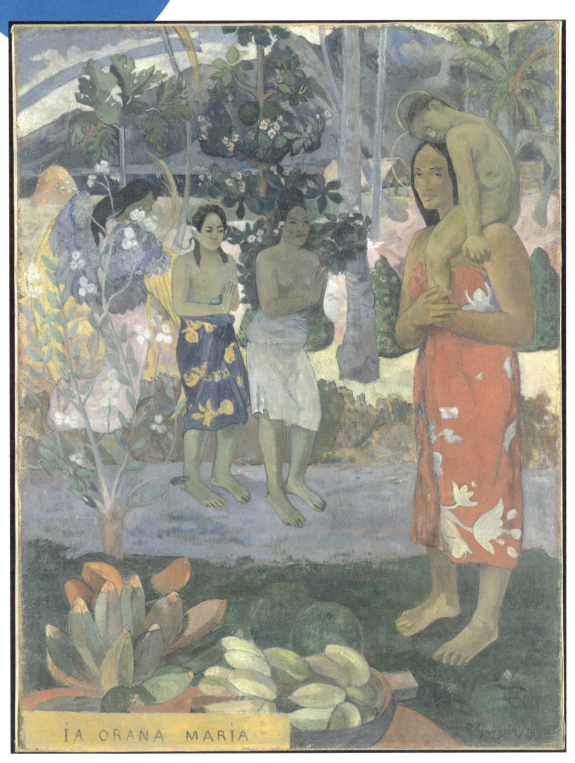

豆知識

この作品は、フランス総合主義の創始者ポール・ゴーギャン第一次タヒチ滞在期の代表作です。1891～93年まで南国タヒチに滞在した時期に制作され、タヒチのマタイエア村の人々を描いたものだそうです。

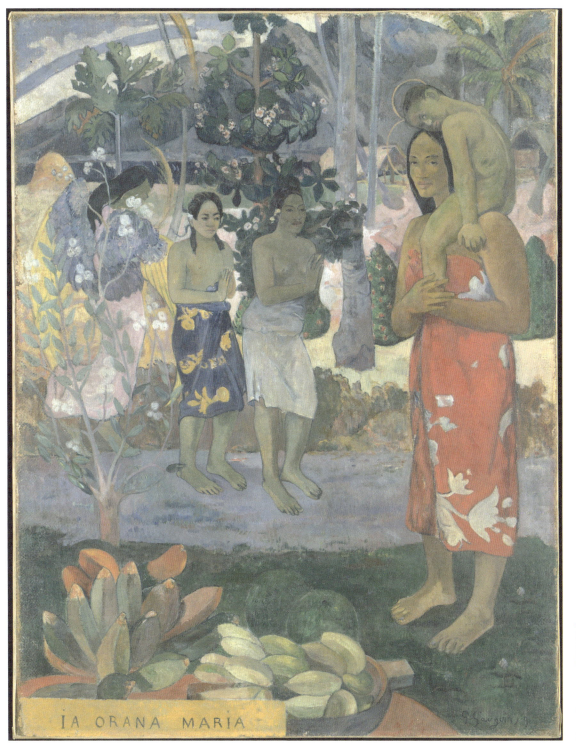

Q24 絶景

サハラ砂漠

まちがい 5個

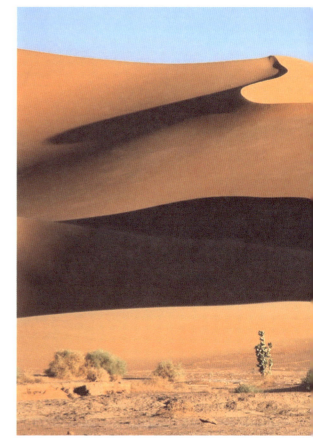

アフリカ大陸を覆う絶景をモチーフにした問題です。上と下の絵を見くらべて、ちがっている部分をさがしてみましょう。

サハラ砂漠は、アフリカ大陸のおよそ3分の1を占める広大な砂漠。その面積はアメリカ合衆国とほぼ同じともいわれており、その大きさがうかがえます。低温砂漠である南極大陸を除けば、サハラ砂漠は世界最大の砂漠なのです。

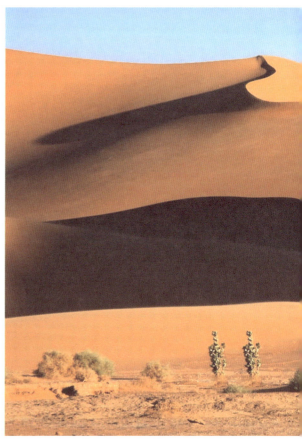

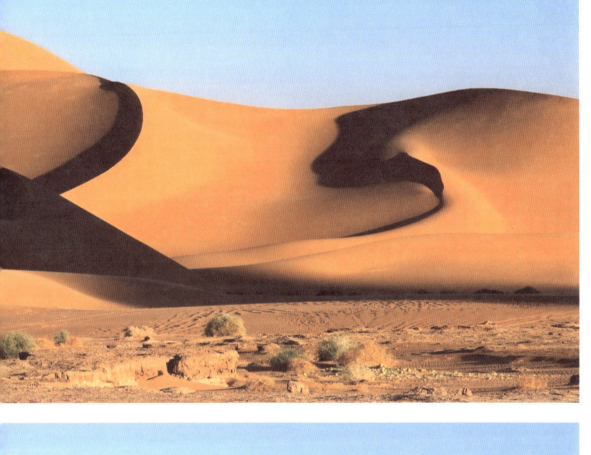

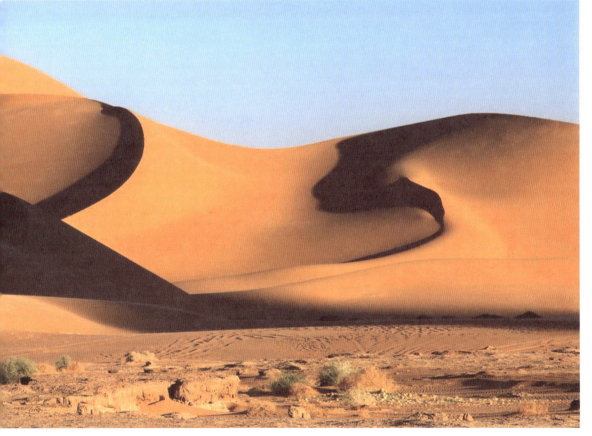

Q23のヒント：鹿の隣のまちがいが2箇所あります。単物が大きの宮に、植草の花にも注目です。

答えは117ページ

Q25 動　物
ワオキツネザル

驚きの運動力をもつサルをモチーフにした問題です。左と右の絵を見くらべて、ちがっている部分をさがしてみましょう。

まちがい **5**個

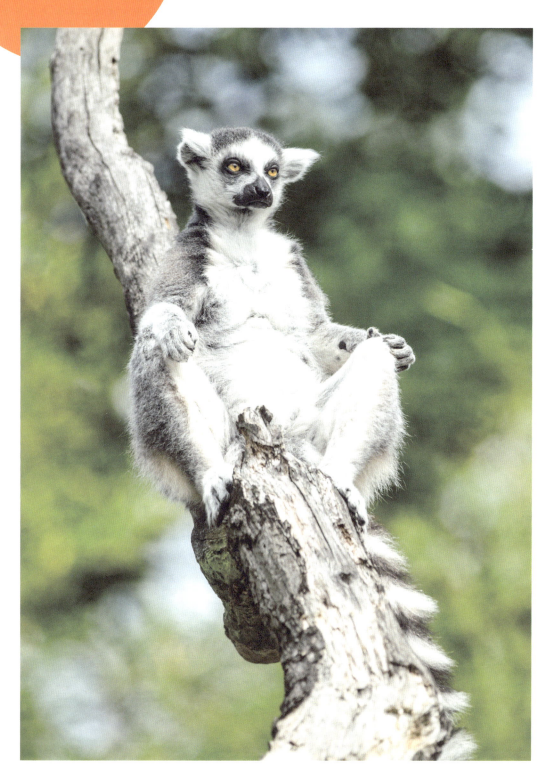

マダガスカル島南部に生息するワオキツネザルの尾は体長よりも長く、名前の由来でもある黒と白の輪の模様が特徴です。群れで暮らし、群れのなかで雌のほうが雄より優位となっています。主に果実、葉、花などを食べます。

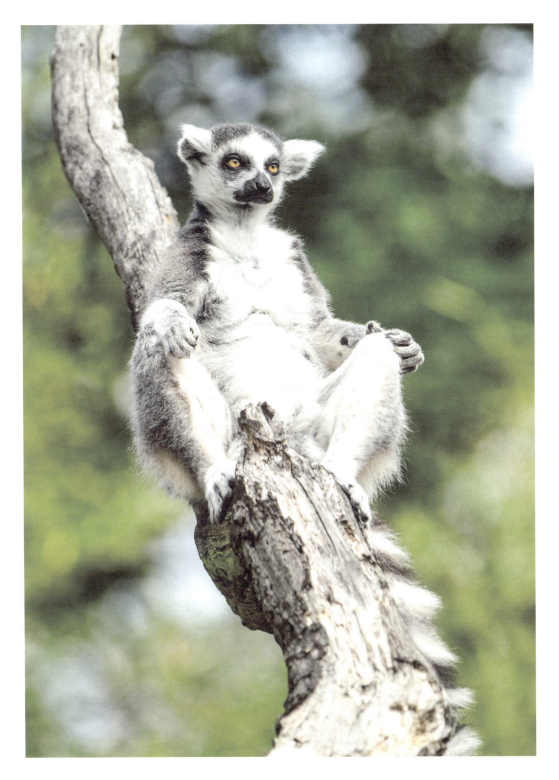

ヒント：写真手前の緑から右の部分にちらっと3頭目がいます。彼女の姿にも注目です。

Q26 名画

ホーマー
「二枚貝の篝」

ホーマーの名画をモチーフにした問題です。左と右の絵を見くらべて、ちがっている部分をさがしてみましょう。

まちがい **5**個

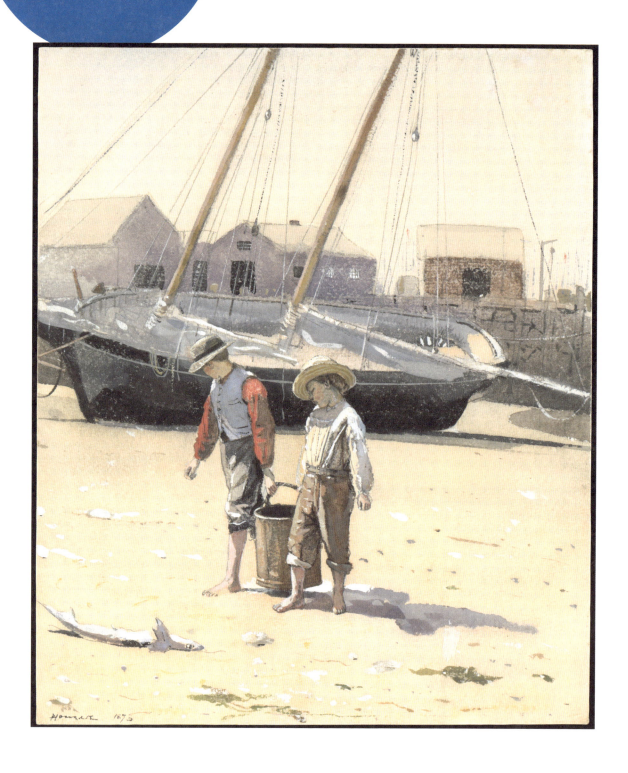

豆知識

ウィンスロー・ホーマーは、身近な生活や自然を描くのを得意とした19世紀のアメリカを代表する画家です。油絵画家としての評価を確立していましたが、1873年頃から水彩画を描くようになり、「二枚貝の篭」が同年に描かれました。

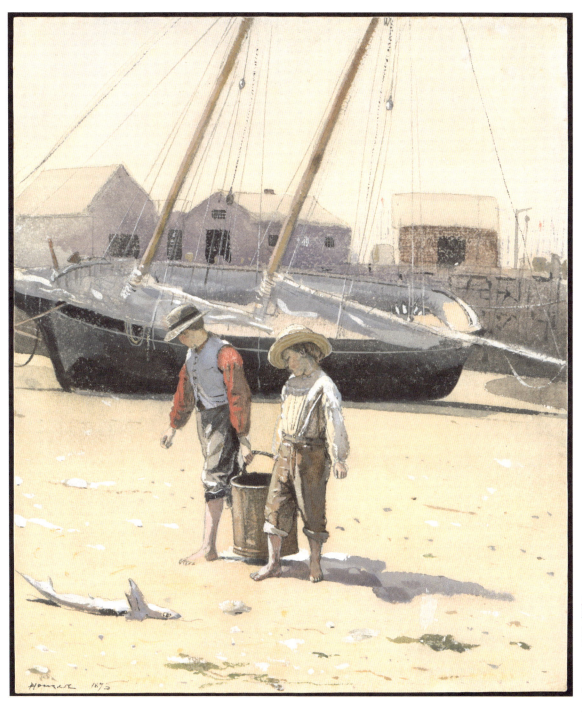

答えは118ページ

Q25のヒント：ワキのきれいの体にはさらに3冊所あります。木の枝にも注目です。

Q27 絶景

メテオラ

まちがい 5個

ギリシアの絶景をモチーフにした問題です。上と下の絵を見くらべて、ちがっている部分をさがしてみましょう。

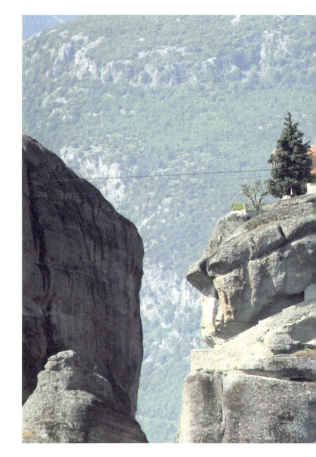

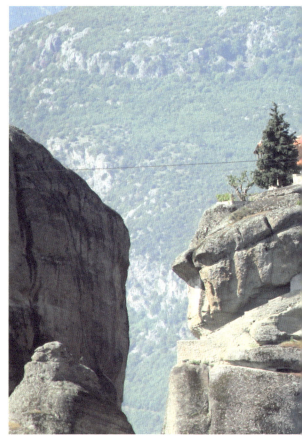

豆知識

メテオラとは「宙に浮かぶ」という意味で、ギリシア北西部のテッサリア地方にあります。奇岩群という地形と、ギリシア正教の修道院の文化的な価値を認められた、ユネスコの世界遺産のなかでも数少ない「複合遺産」となっています。

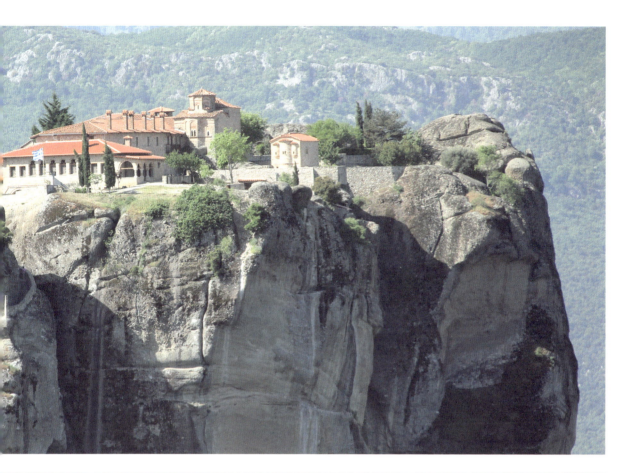

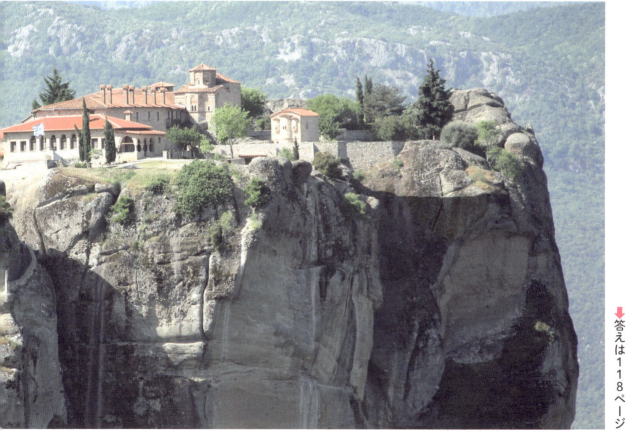

Q26のヒント：岩山の上にまちがいが2題所あります。建物の窓、岩の形にも注目してみよう。

Q28 名画
アングル
「ド・ブロイ公爵夫人」

アングルの名画をモチーフにした問題です。左と右の絵を見くらべて、ちがっている部分をさがしてみましょう。

まちがい **5**個

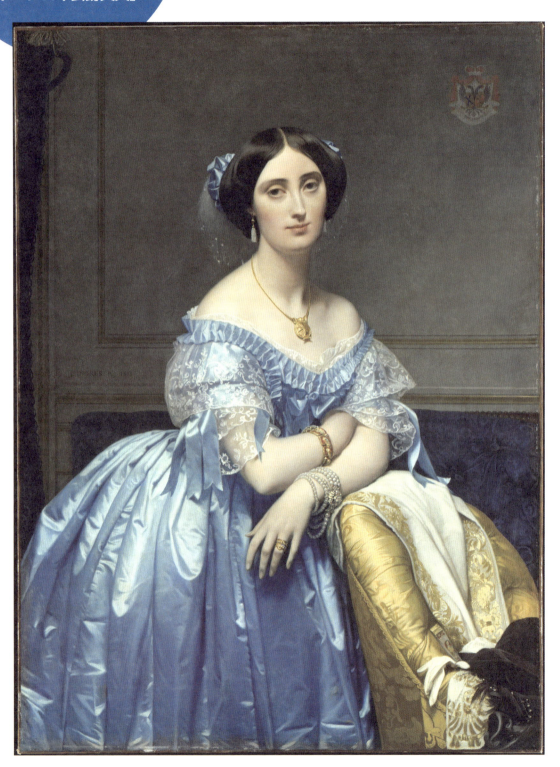

フランスの画家、ドミニク・アングルによって描かれた「ド・ブロイ公爵夫人」。ド・ブロイ公爵夫人は35歳という若さでこの世を去ってしまったそうで、夫人の死後、公爵はこの絵に布をかけ、生涯目にすることはなかったそうです。

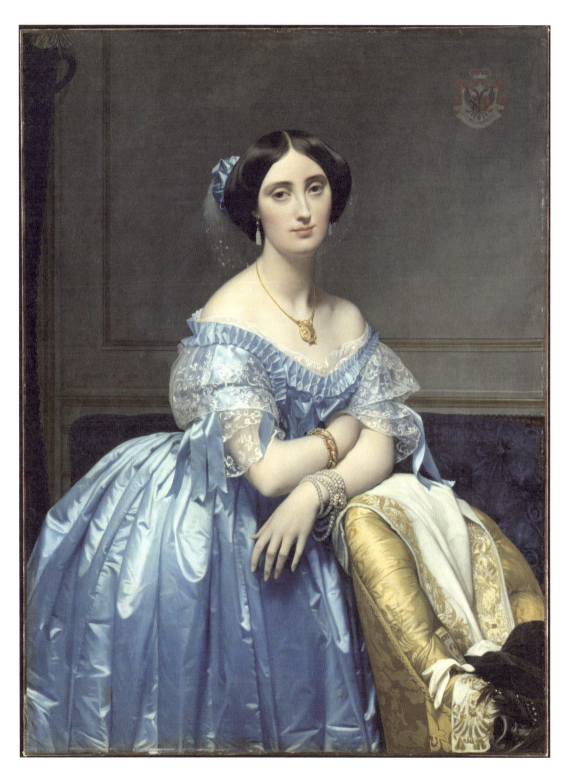

Q27のこたえ：青の絵具にちがいが3個所あります。違和感を基にも注目してみましょう。

Q29 絶景

モン・サン・ミシェル

フランスの絶景をモチーフにした問題です。左と右の絵を見くらべて、ちがっている部分をさがしてみましょう。

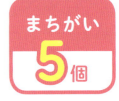
まちがい 5個

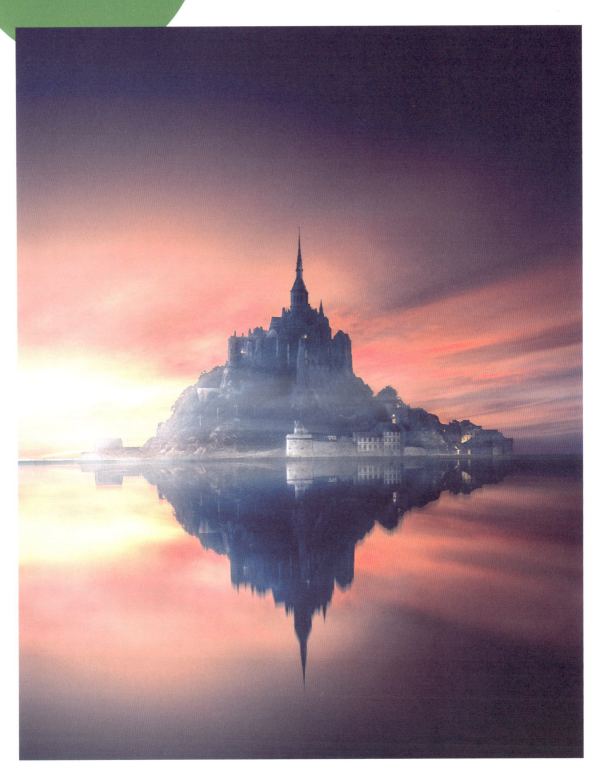

「海上のピラミッド」などと呼ばれるモン・サン・ミシェルは16世紀に完成したフランスで最も有名な巡礼地です。水に浮かぶようなその姿が美しく「モン・サン・ミシェルとその湾」という名称で世界遺産に登録されています。

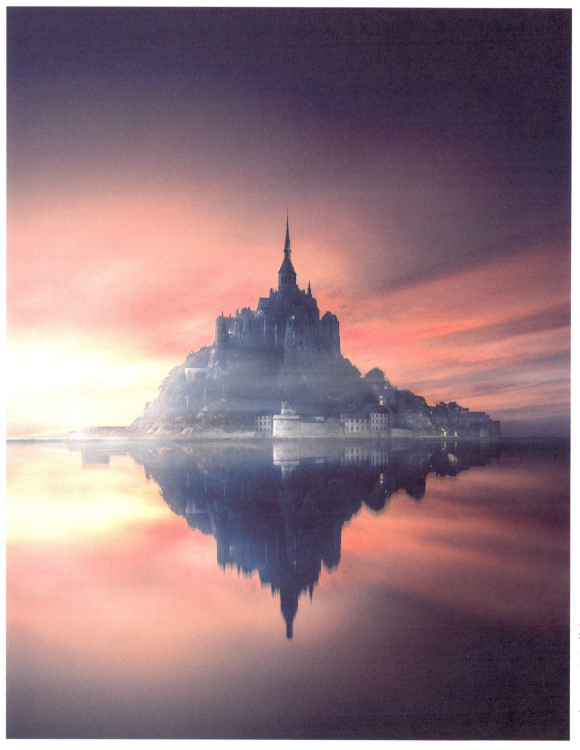

Q28のヒント：海面に2周所ちがいがあります。鹿の裏動物にも注目してみましょう。

答えは119ページ

Q30 動物
ルリコンゴウインコ

中南米の賢い鳥をモチーフにした問題です。左と右の絵を見くらべて、ちがっている部分をさがしてみましょう。

まちがい 5個

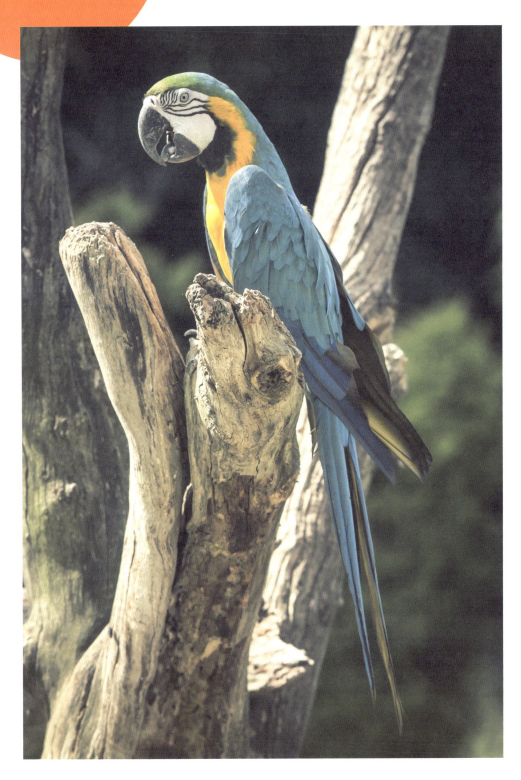

豆知識

ルリコンゴウインコはパナマやブラジル、ボリビア、パラグアイ、トリニダード・トバゴの熱帯雨林に生息し、おしゃべりが大好きで人の言葉や声色を上手に真似ます。現在トリニダード・トバゴでは絶滅危惧種に指定されています。

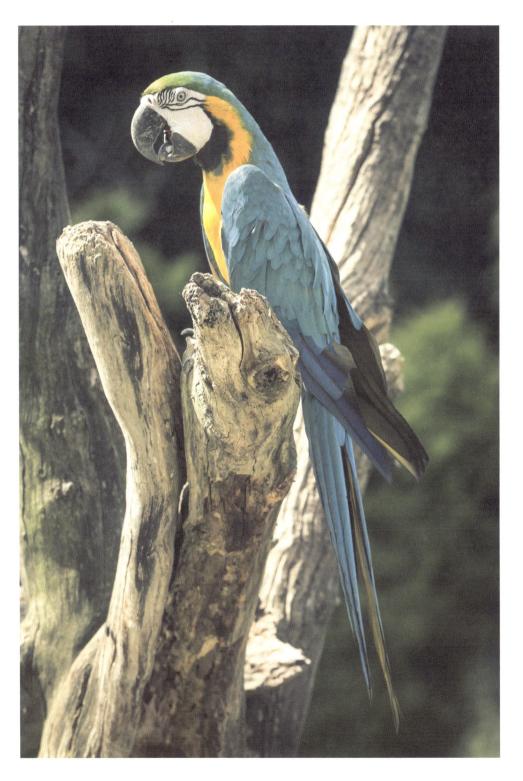

Q29のヒント：水面にこちらが2個所あります。岩辺の種類の動物にも注目してみましょう。

答えは119ページ

Q31 名画

モディリアーニ
「赤ん坊を抱くジプシー女」

モディリアーニの名画をモチーフにした問題です。左と右の絵を見くらべて、ちがっている部分をさがしてみましょう。

まちがい **5**個

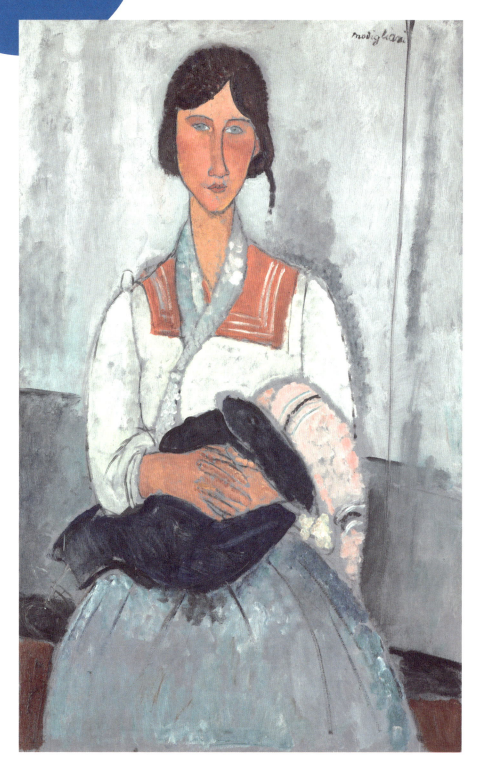

20世紀を代表する「パリ派」の画家であるアメデオ・モディリアーニには、ジプシー女を描いた絵がこの絵を含めて2点あります。どちらも同じ服装で、赤ん坊を抱いているところから、ほぼ同じ時点でデッサンしたものといわれています。

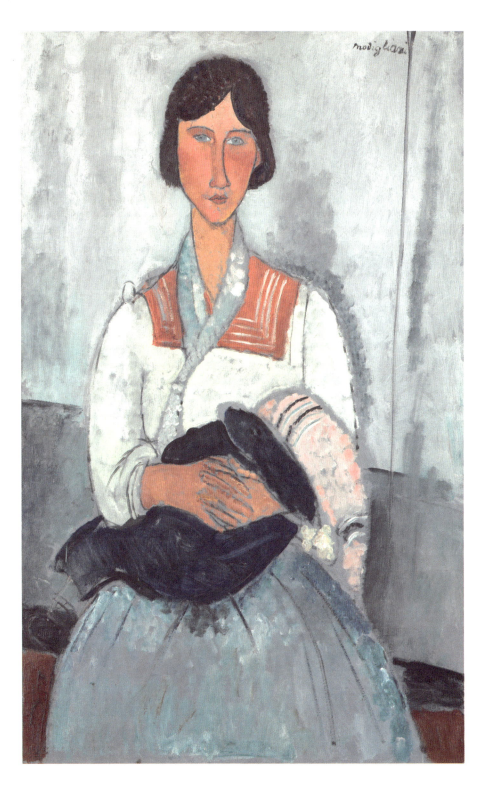

Q30のヒント：イラストの額にすでに2箇所あります。頭本体にも注目してみましょう。

Q32 絶景

ヒマラヤ山脈

まちがい **5**個

アジアの巨大山脈をモチーフにした問題です。上と下の絵を見くらべて、ちがっている部分をさがしてみましょう。

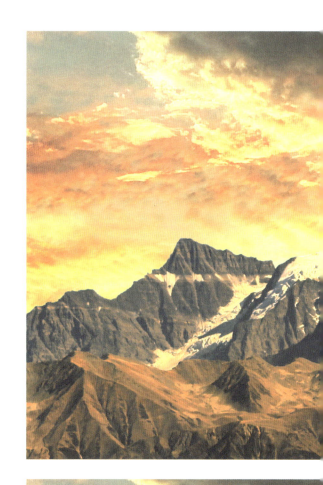

豆知識

世界で最も高いエベレストを含むヒマラヤ山脈ですが、海に生息していた生物の化石が見つかりました。このことから、もとは海に沈んでいたはずの土地が、約9000mも隆起してできたものがヒマラヤ山脈だといわれているそうです。

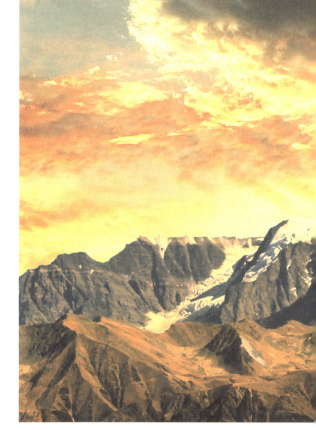

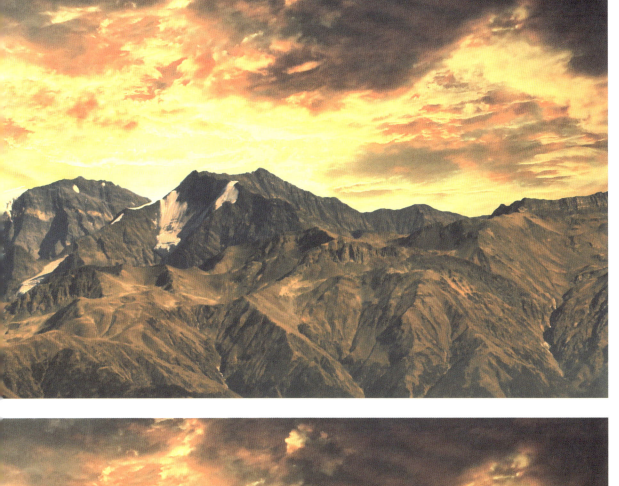

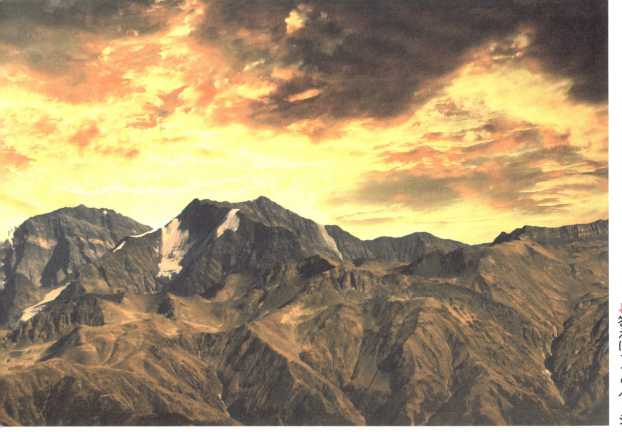

↓答えは119ページ

Q31のヒント：名称の麓にちがいが3箇所あります。名称の鑑賞が手がかりに役目です。

Q33
名　画
歌川広重
「名所江戸百景 御厩河岸」

歌川広重の名画をモチーフにした問題です。左と右の絵を見くらべて、ちがっている部分をさがしてみましょう。

まちがい 5個

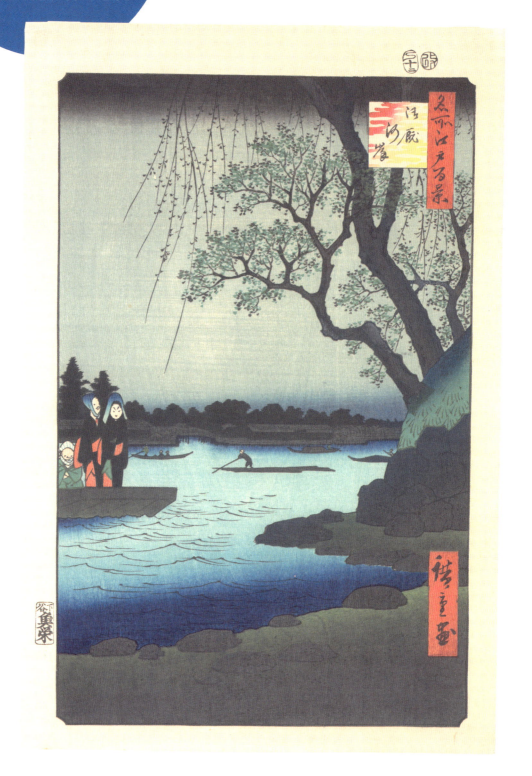

豆知識

広重の「名所江戸百景」の1つで、蔵前と本所を結ぶ隅田川の渡船場を描いています。近くに将軍家の馬場（＝厩）があったことが名の由来となっています。船上に立つ2人は夜鷹と呼ばれる私娼で、濃い化粧で表現されています。

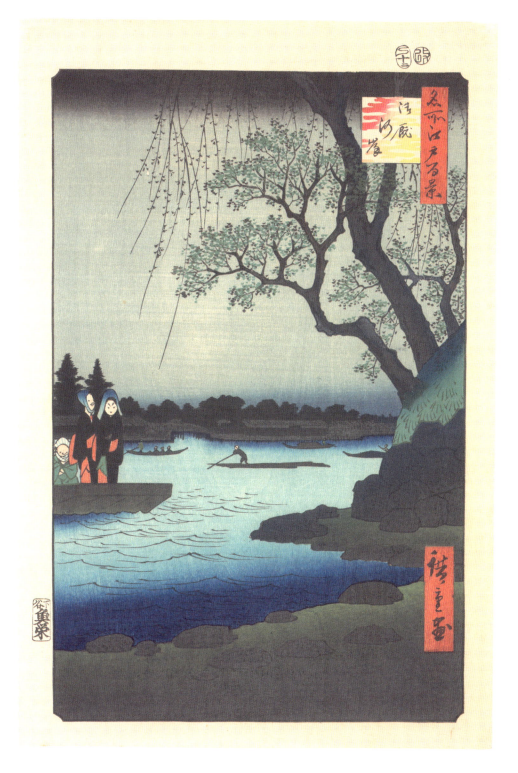

→答えは120ページ

のヒント：山頂の氷に関するちがいです。山の地形も気にも注目です。

Q34 絶景

ピラミッド

まちがい5個

エジプトの絶景をモチーフにした問題です。上と下の絵を見くらべて、ちがっている部分をさがしてみましょう。

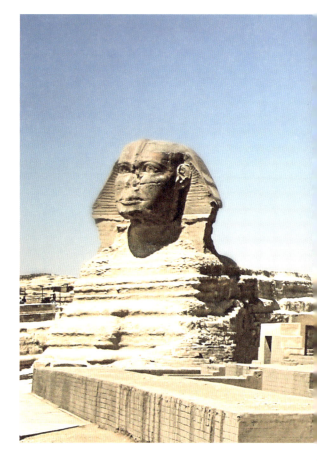

エジプトのピラミッドは、「メンフィスとその墓地遺跡－ギーザからダハシュールまでのピラミッド地帯」という名称で、1979年に世界遺産として登録されました。この世界遺産の見どころはやはり「ギーザの三大ピラミッド」です。

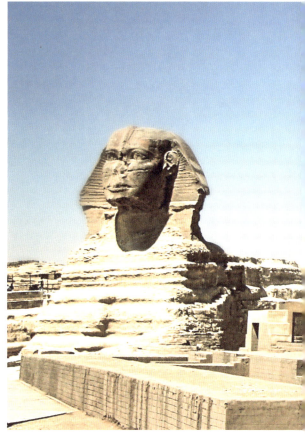

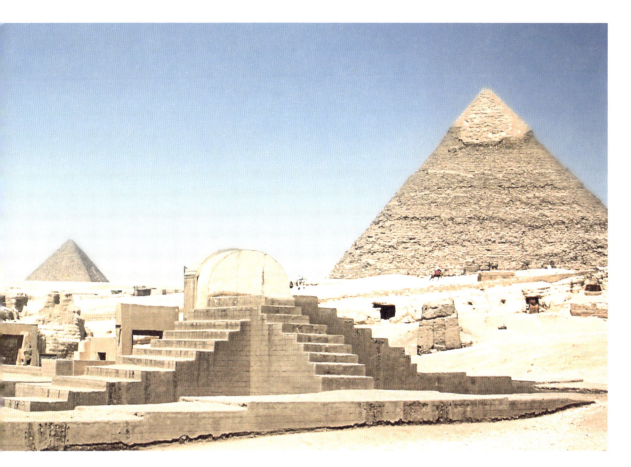

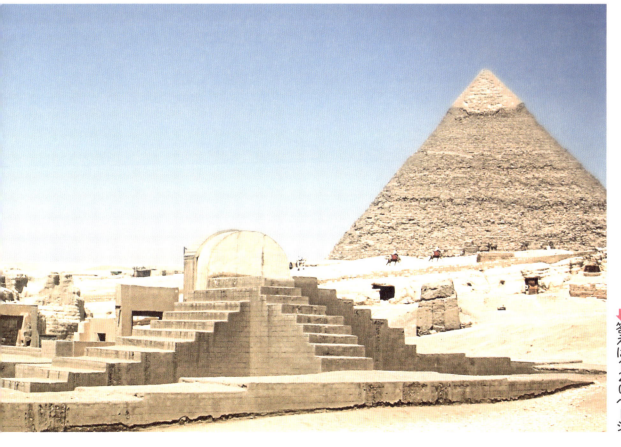

Q 33 のヒント：川のそこらに小さいが2匹隠れがあります。川岸や水辺にも注目してみましょう。

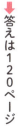

Q35 動物
コアラ

オーストラリアの人気者をモチーフにした問題です。左と右の絵を見くらべて、ちがっている部分をさがしてみましょう。

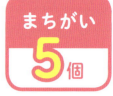
まちがい 5個

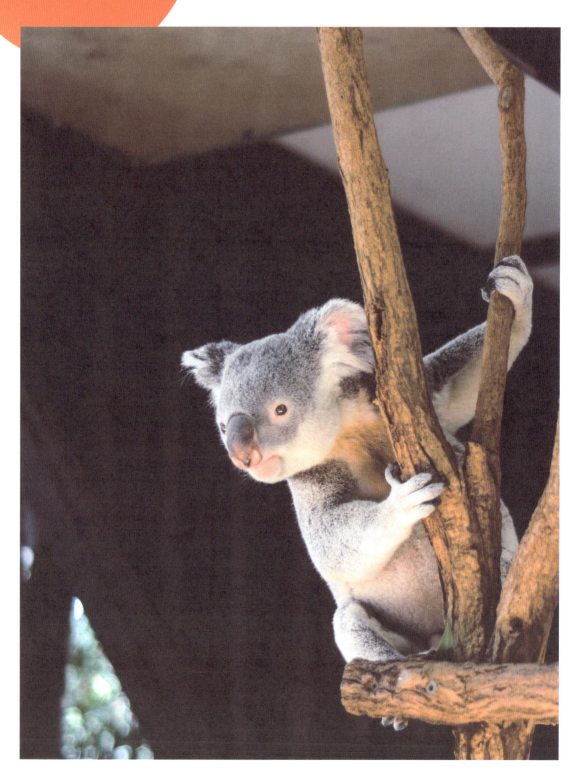

豆知識

コアラは、オーストラリア東部のユーカリ属の木が多い森林に生息している有袋類で、メスはカンガルーなどのように育児嚢をもっています。コアラが木に抱きついているのは、体温調節をしているからだといわれています。

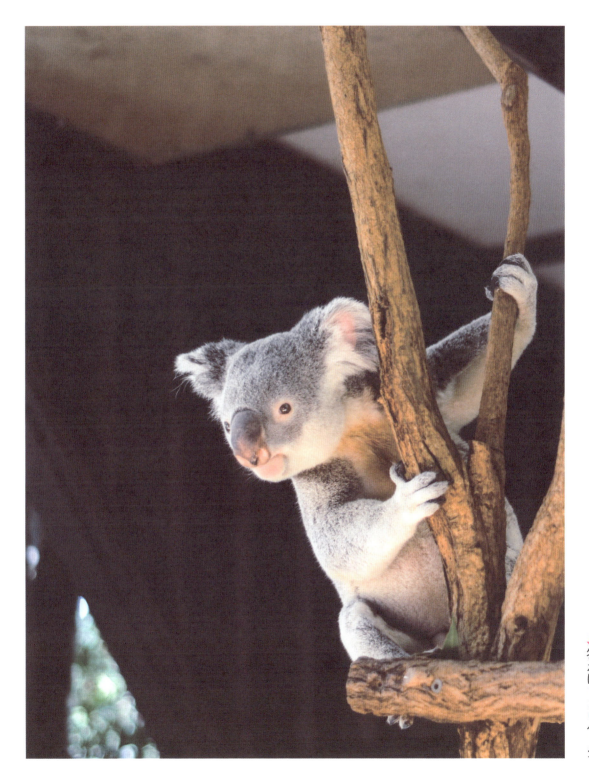

答えは120ページ

Q34のヒント：どちらもネズミの仲間くらいの大きさで、階段を上ることができず、牧草地にも見られる。

Q36 名画
ロートレック「ディヴァン・ジャポネ」

ロートレックの名画をモチーフにした問題です。左と右の絵を見くらべて、ちがっている部分をさがしてみましょう。

まちがい **5**個

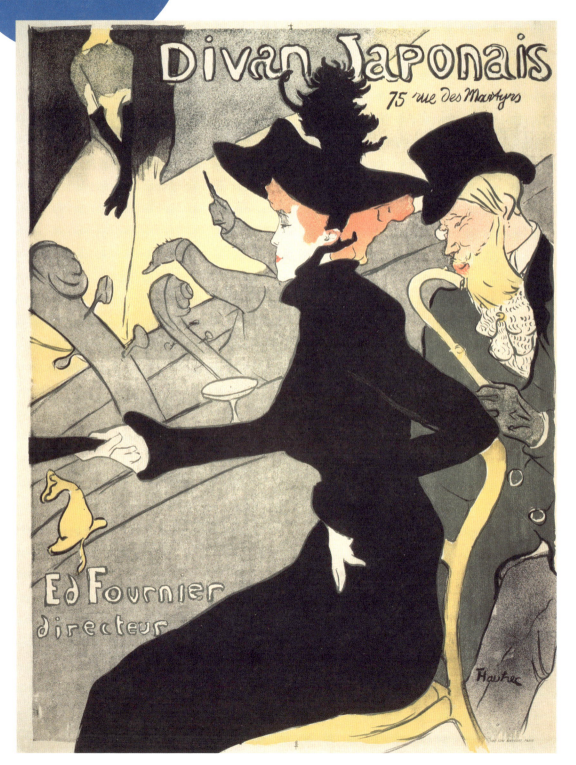

豆知識

アンリ・ド・トゥールーズ・ロートレックがショーパブの宣伝用ポスターとして1893年に描いたリトグラフです。彼はカラーリトグラフという新しい媒体をマスターし、鋭い線画デザインが印象的なイラストなどを制作しました。

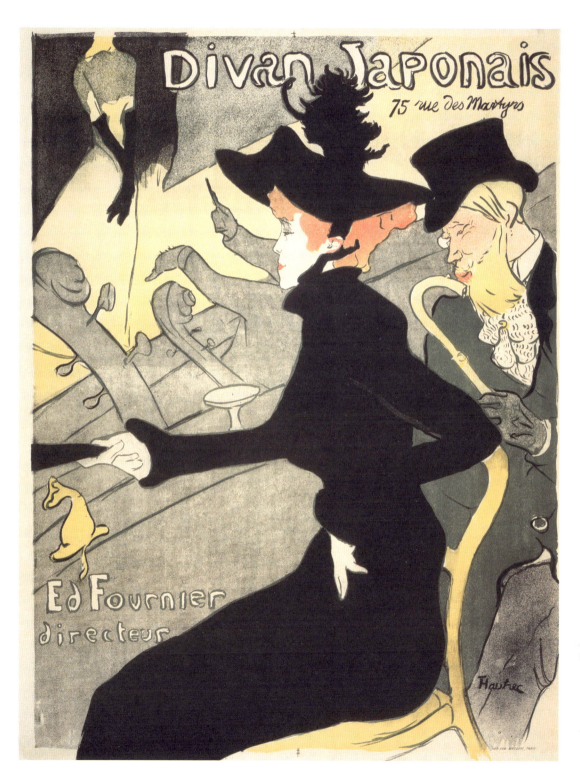

Q35のヒント：コップの体にちがいが3個所あります。木の枝にも注目してみましょう。

Q37 絶 景

富士山

日本の絶景をモチーフにした問題です。左と右の絵を見くらべて、ちがっている部分をさがしてみましょう。

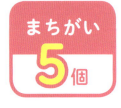
まちがい 5個

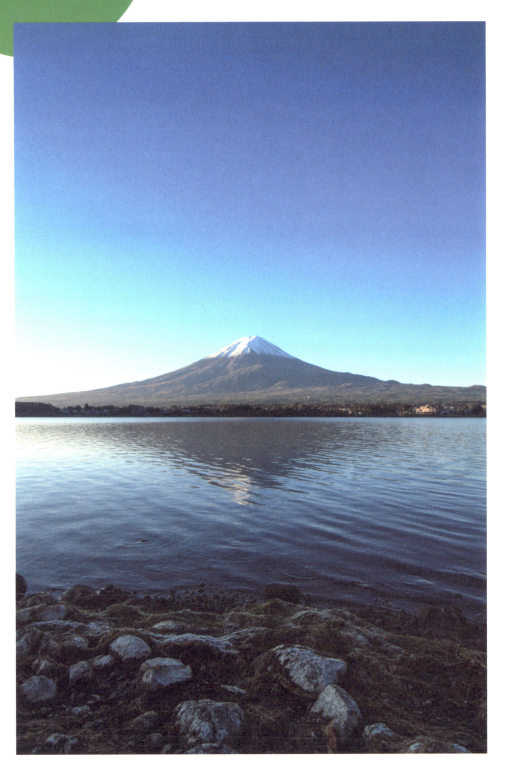

豆知識

パワースポットとしても人気の富士山は、もとは徳川家康が所有していた山で、1606年に浅間神社に寄進されました。その後1871年に国有化されましたが、2004年に無償譲与され、134年ぶりに浅間神社に戻ってきたのだそうです。

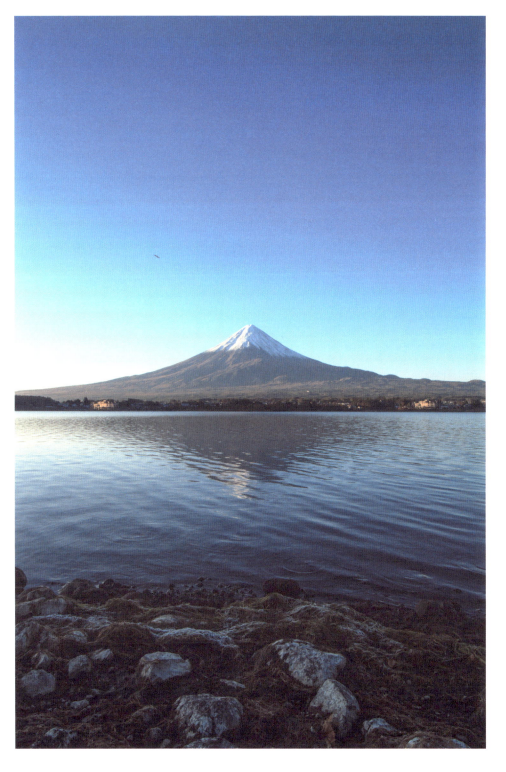

答えは121ページ

0.36のヒント：線対称になっている箇所があります。街灯案や楽器、手すりの上にも注目です。

Q38
名　画
フェルメール
「信仰の寓意」

フェルメールの名画をモチーフにした問題です。左と右の絵を見くらべて、ちがっている部分をさがしてみましょう。

まちがい **5**個

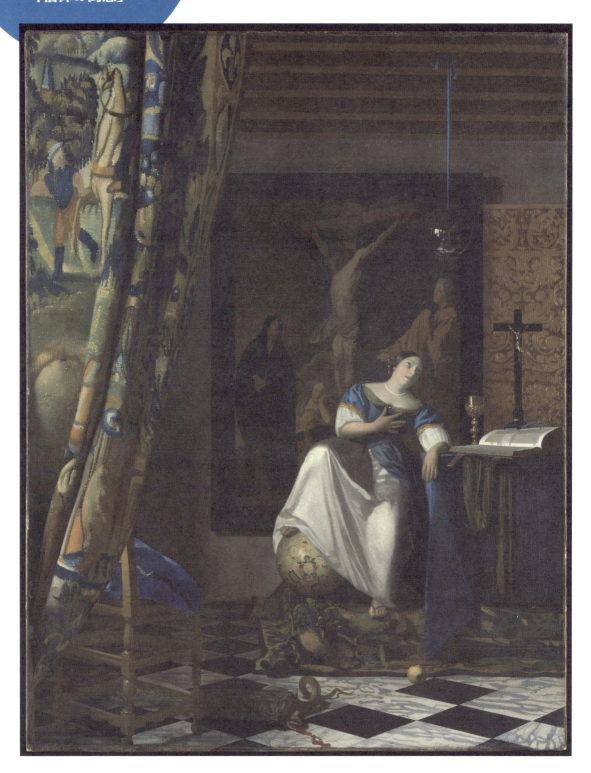

フェルメールによる「寓意」をテーマにした作品です。「寓意」とは、ある意味を直接には表さず、別の物事に託して表すことで、片手を胸に当てる女性は「信仰」、床に転がるりんごと蛇は「原罪」を表しているそうです。

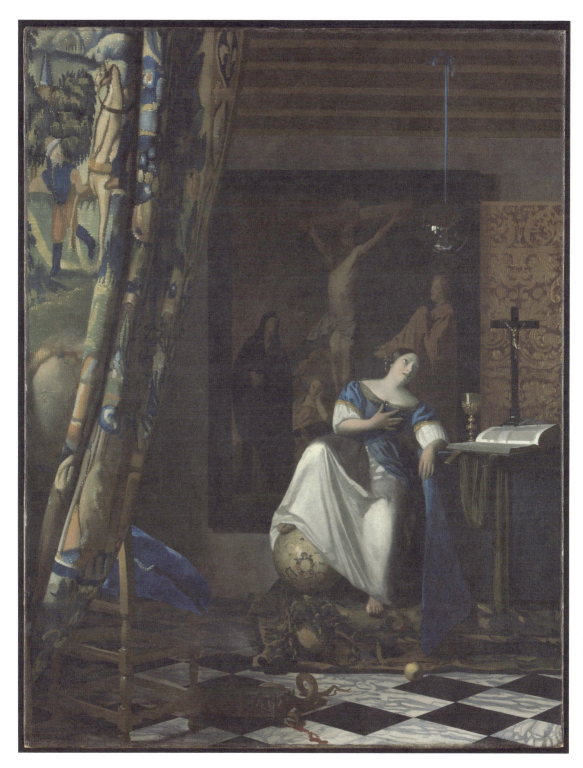

Q39 絶景

イグアスの滝

まちがい 5 個

南米が誇る絶景をモチーフにした問題です。上と下の絵を見くらべて、ちがっている部分をさがしてみましょう。

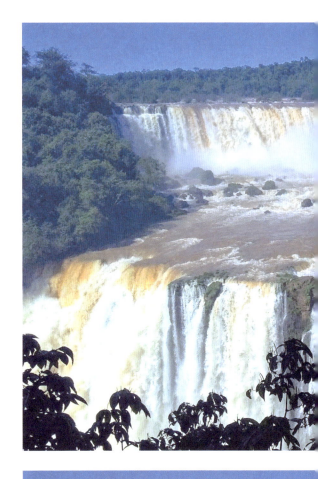

豆知識

ブラジルとアルゼンチンにまたがるイグアスの滝は、北米のナイアガラの滝、アフリカのヴィクトリアの滝と並び、世界三大瀑布に数えられています。大小275の滝があり、最大落差約80m、滝幅はなんと約4kmもあるそうです。

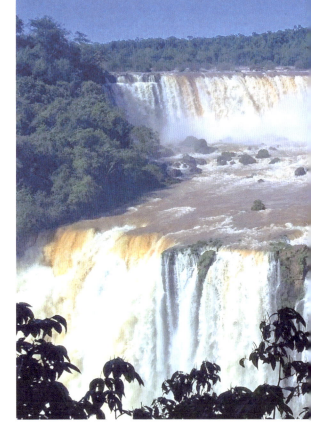

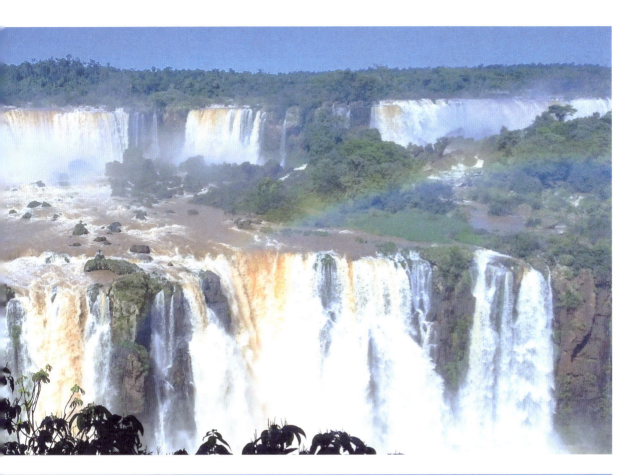

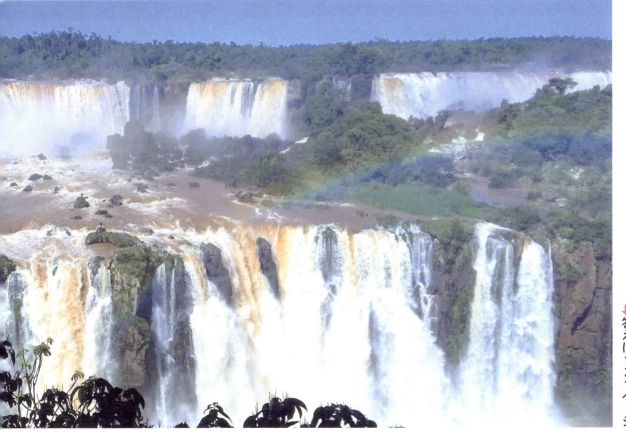

Q.38のヒント：名称を背につけているものに注目です。いけにえルトが2頭居ります。テーブルが4人、床にも3名目です。

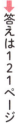

答えは121ページ

Q40 動物

ダルメシアン

気品あふれる犬をモチーフにした問題です。左と右の絵を見くらべて、ちがっている部分をさがしてみましょう。

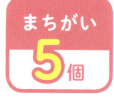
まちがい 5個

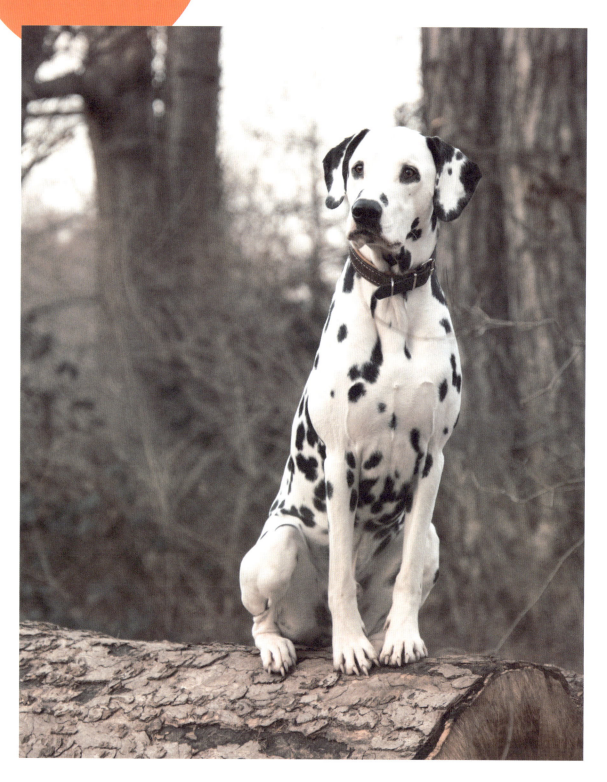

> **豆知識**
> ダルメシアンは、19世紀後半、その美しい外見からヨーロッパ各国で貴族や富裕層の犬としてもてはやされました。その後ディズニーのアニメ映画『101匹わんちゃん』の大ヒットで、一般家庭でも広く飼われるようになったそうです。

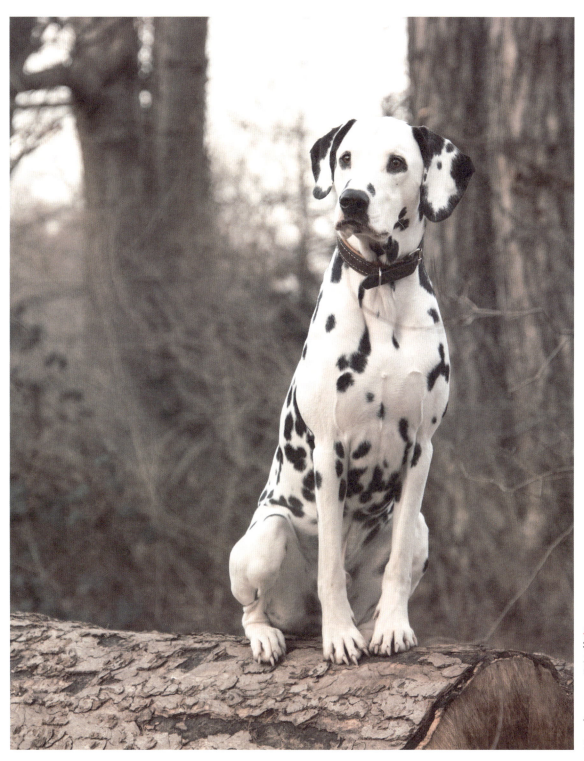

答えは121ページ

Q39のヒント：ホクロのような模様の斑が気を草生期にもちらかりあります。濃の海かる部分に分目です。

Q41 名画

クリムト「メーダ・プリマヴェージの肖像」

クリムトの名画をモチーフにした問題です。左と右の絵を見くらべて、ちがっている部分をさがしてみましょう。

まちがい 5個

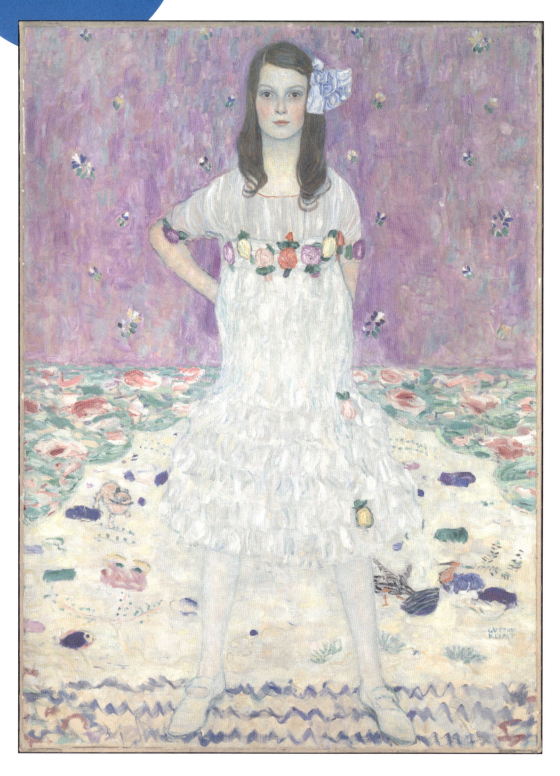

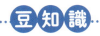

グスタフ・クリムト後期の傑作といわれ、1912年に制作された油彩作品です。モデルはオーストリアの実業家で銀行家のオットー・プリマヴェージの9歳の娘で、大胆な視線、自立した自己主張の強い少女の様子が描かれています。

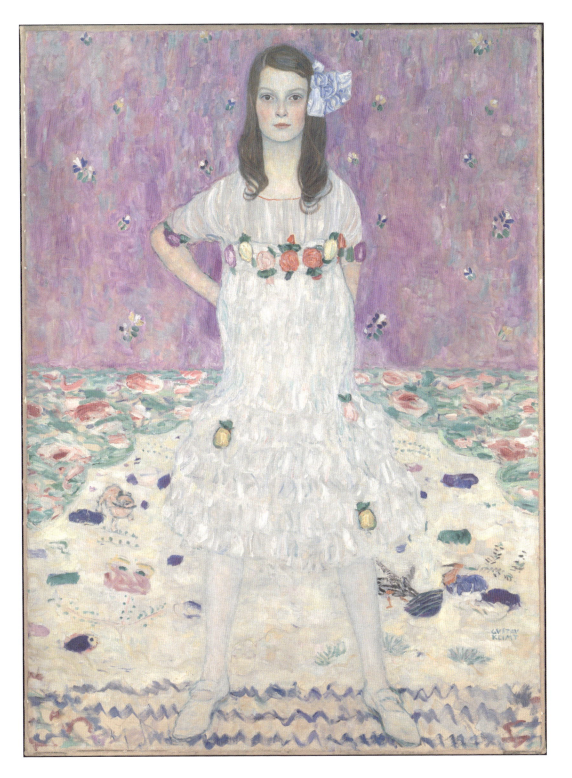

Q40のヒント：体の模様に5か所、2か所あります。目や耳、足環にも注目してみましょう。

Q42
絶　景
チンクエテッレ

まちがい 5個

イタリアの絶景をモチーフにした問題です。上と下の絵を見くらべて、ちがっている部分をさがしてみましょう。

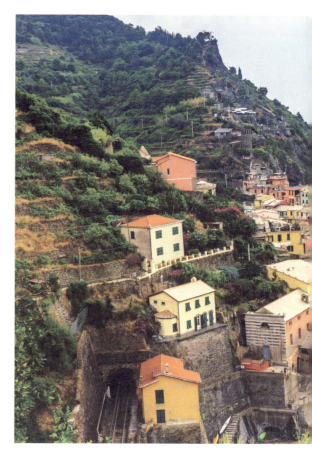

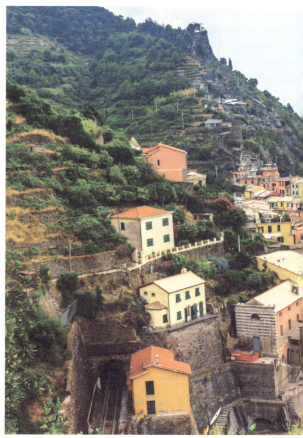

豆知識

「5つの土地」という意味のチンクエテッレは、その名の通り20kmほどの険しい海岸線に点在する5つの村です。斜面に密集するカラフルな町並みがとても美しく、その独特の景観が評価を受け、1997年に世界遺産に登録されました。

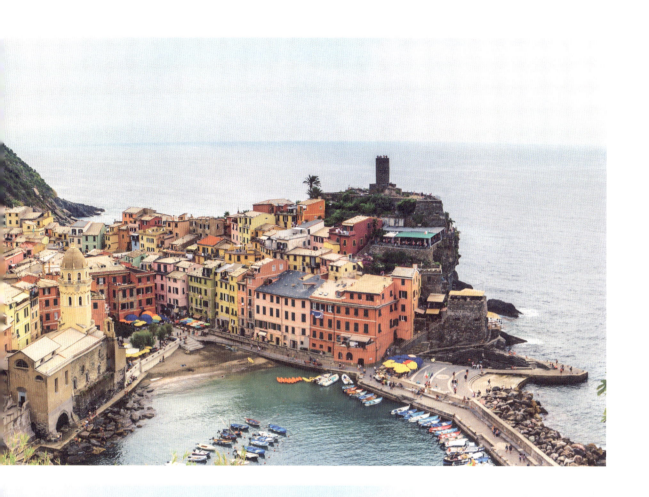

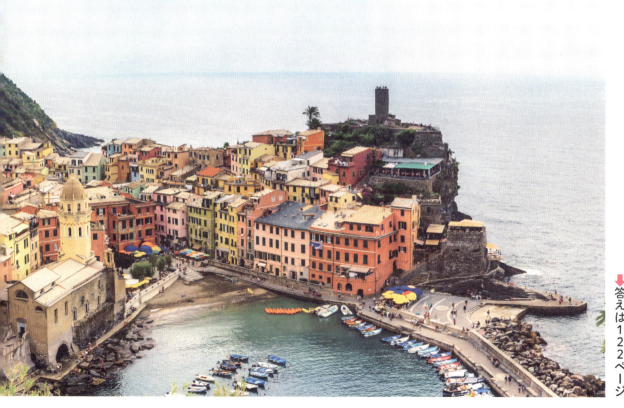

Q41のヒント：屋根にに3個所あります。少女の瞳にも注目しましょう。

答えは122ページ

Q43 名画

モネ「睡蓮」

モネの名画をモチーフにした問題です。左と右の絵を見くらべて、ちがっている部分をさがしてみましょう。

まちがい **5**個

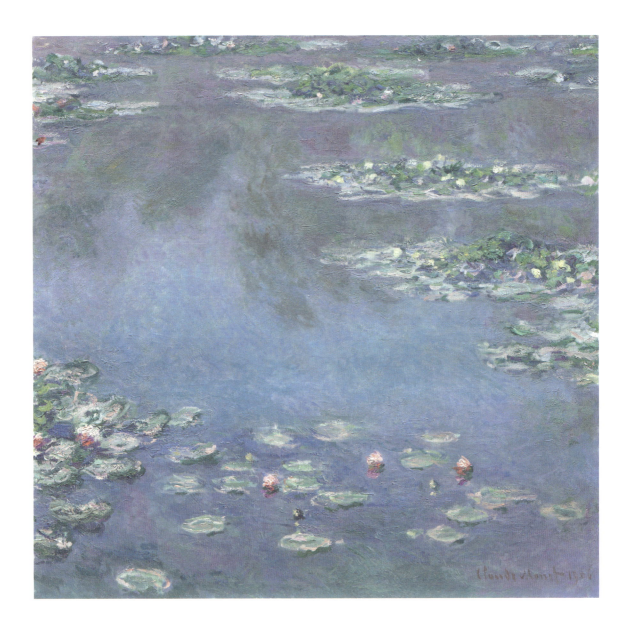

> **豆知識**
> 「睡蓮」は、モネの代表的なモチーフで、200点以上制作されているそうです。パリにあるオランジュリー美術館には、モネが晩年に描き上げた8連作の睡蓮画専用の展示室があります。

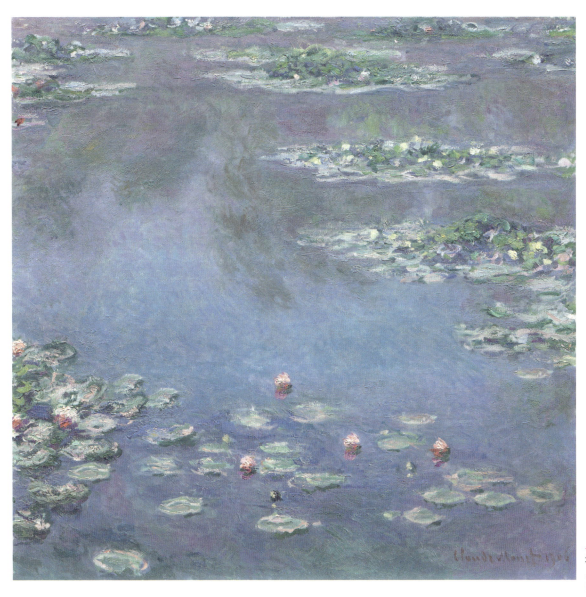

答えは122ページ

○42のヒント：植物が浮きたい。海上から浮えたものがあります。入り江にはまらかいつ3屋色。

Q44 絶景

ストーンヘンジ

まちがい 5個

イギリスの絶景をモチーフにした問題です。上と下の絵を見くらべて、ちがっている部分をさがしてみましょう。

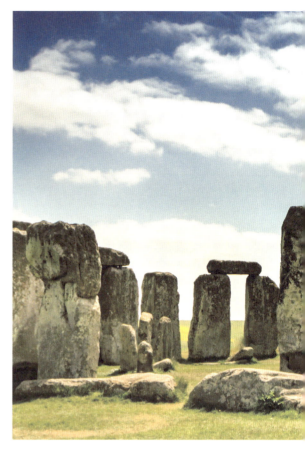

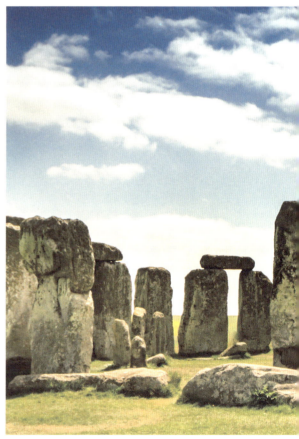

豆知識

ストーンヘンジは、ロンドンから西に約200km離れた、ソールズベリー平原にある世界遺産です。古代エジプト文明がはじまった頃と同じ時期の古代遺跡といわれており、高度な天文学を駆使して造られているそうです。

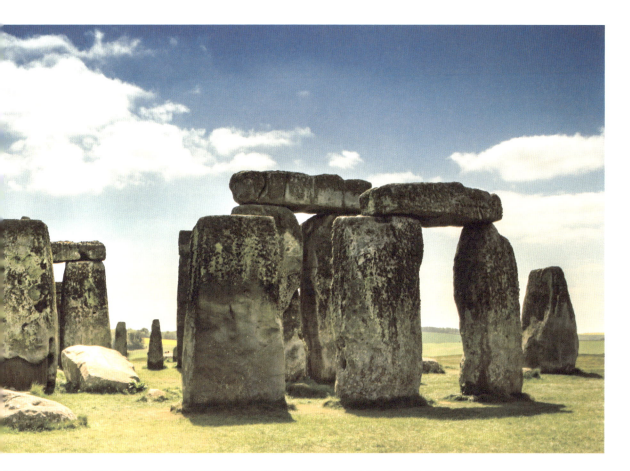
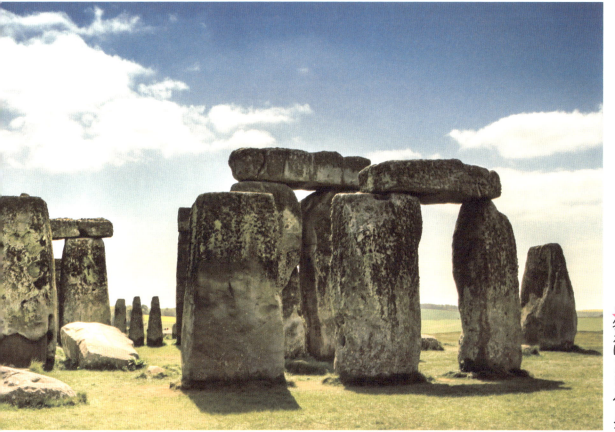

Q43のヒント：花や葉の緑に注目してみましょう。

答えは122ページ

Q45 動物
アムールトラ

美しい毛皮をもつトラをモチーフにした問題です。左と右の絵を見くらべて、ちがっている部分をさがしてみましょう。

まちがい **5**個

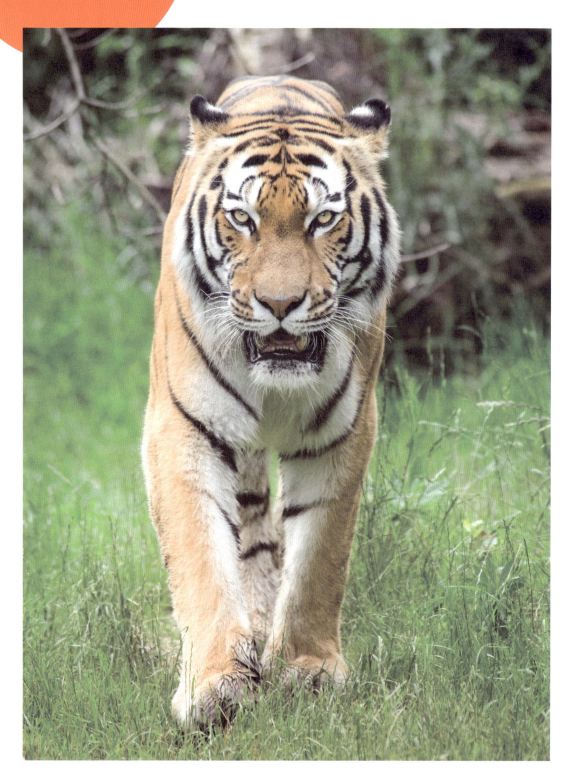

> **豆知識**
> トラはライオンと同じネコ科のなかで最大の動物で、アムールトラはそのなかでも最も体が大きく、成熟した雄の体長は3.5mを超えます。ロシア極東部や中国東北部などのアムール川流域に生息し、別名シベリアトラとも呼ばれています。

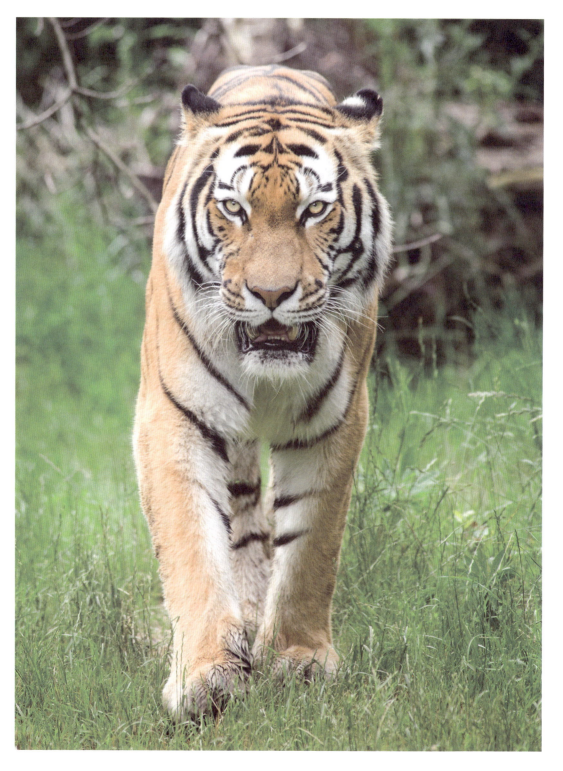

Q44のヒント：右の絵のまちがいが2個所あります。石の模様と、草にも注目してみましょう。

答えは123ページ

Q46 名画
ヴェロッキオ「聖母子像」

ヴェロッキオの名画をモチーフにした問題です。左と右の絵を見くらべて、ちがっている部分をさがしてみましょう。

まちがい **5**個

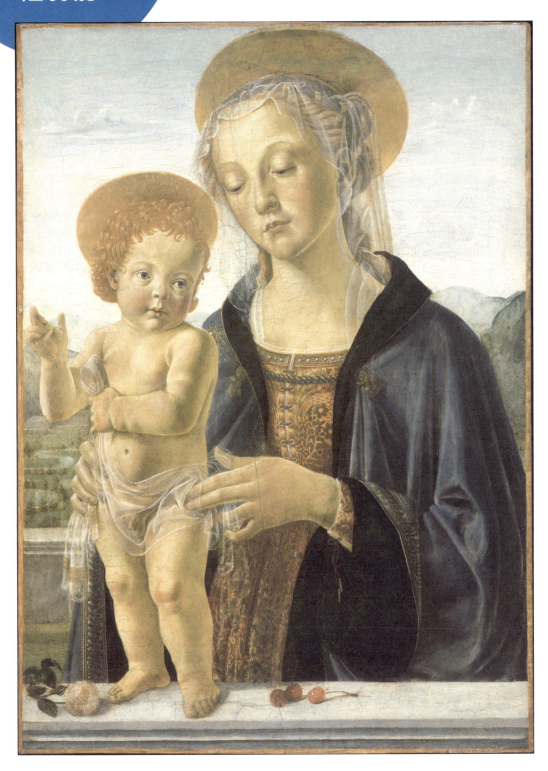

アンドレア・デル・ヴェロッキオはフィレンツェ出身の画家で、レオナルド・ダ・ヴィンチの師匠として有名です。14歳の頃のレオナルドが描いた作品を彼の父から見せられ、自分の工房で修業するよう伝え、受け入れたそうです。

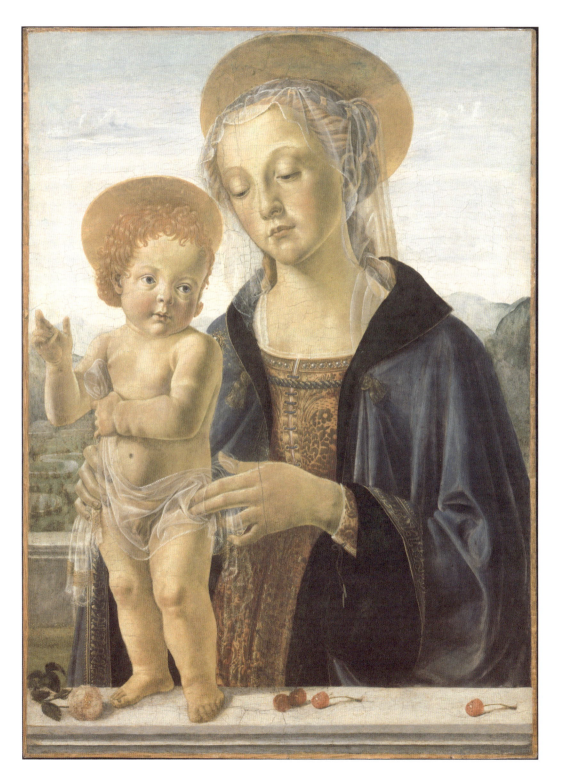

答えは123ページ

Q45のヒント：主役の美しい模様にきらびやかな箇所があります。口元にも注目してみましょう。

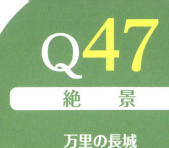

Q47 絶景

万里の長城

まちがい 5個

中国の絶景をモチーフにした問題です。上と下の絵を見くらべて、ちがっている部分をさがしてみましょう。

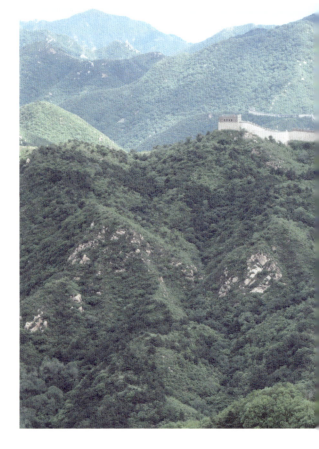

豆知識

総距離が2万km以上もある城壁で、世界一長さのある世界遺産です。高さは平均8m、幅は平均4.5mあります。前7世紀に、北方民族の侵入を防ぐ目的で、複数の国が個々に造っていたものを秦の始皇帝がつなげたそうです。

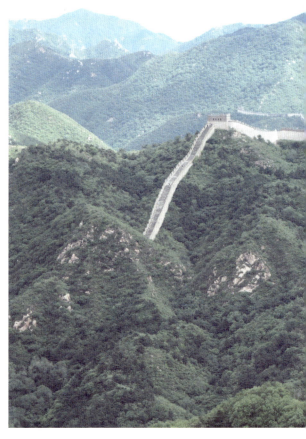

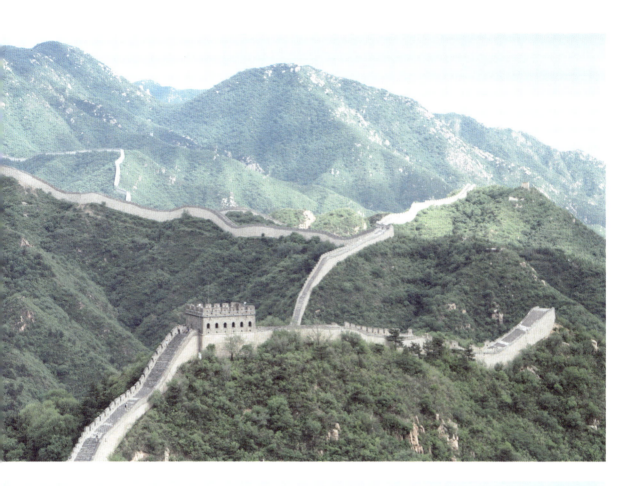

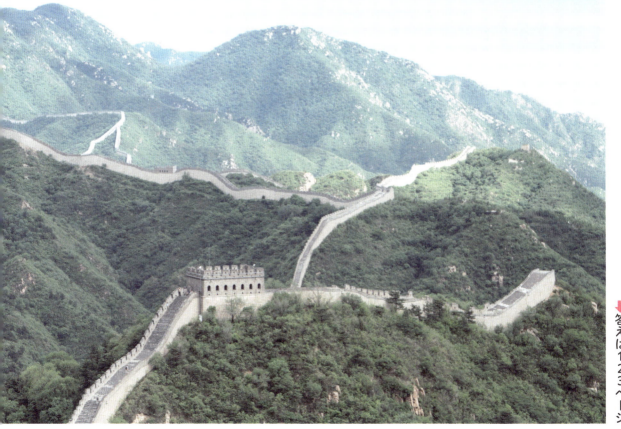

Q46のヒント：万里の長城に3箇所ちがいがあります。それらの鑑賞や建物にも注目です。

Q48 名画

喜多川歌麿「夜の雨に芸者と三味線箱を持つ女」

喜多川歌麿の名画をモチーフにした問題です。左と右の絵を見くらべて、ちがっている部分をさがしてみましょう。

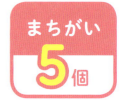
まちがい 5個

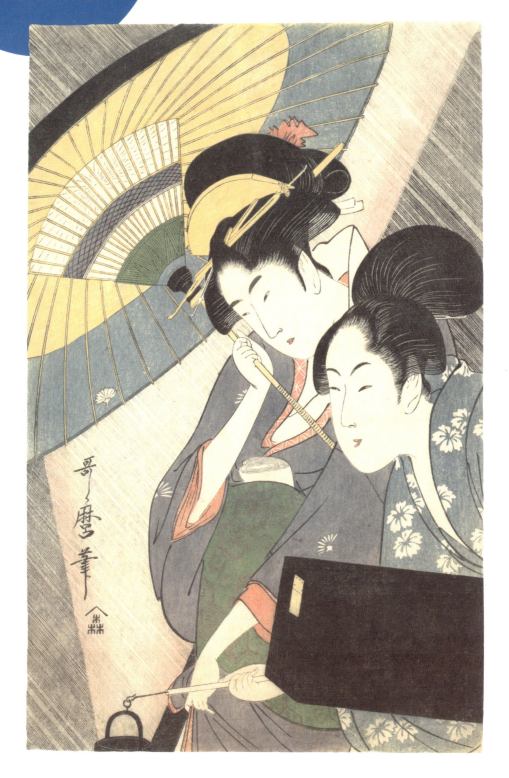

豆知識

歌麿の作品は、繊細で優麗な描線を特徴とした美人画で知られ、写楽、北斎、広重らと肩を並べ国際的に高名な浮世絵師として広く名声を得ています。しかしその生年、出生地、出身地などは不明な点も多い謎の絵師でもあります。

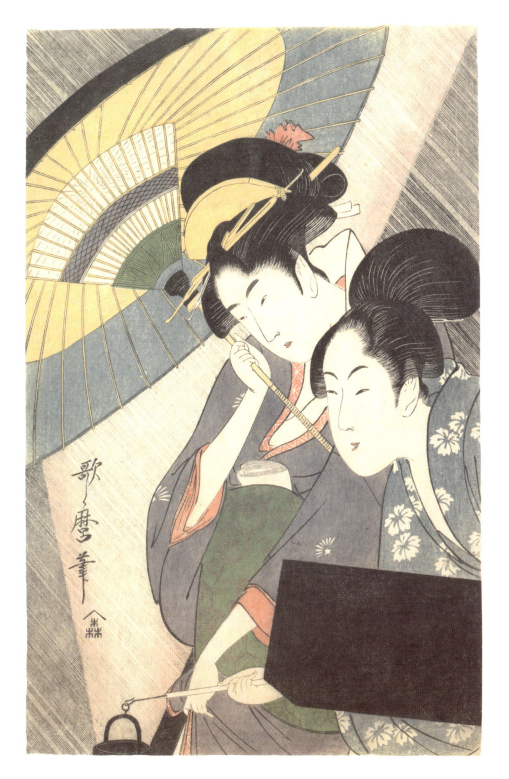

ヒントのとおり：違う顔をしているちょうちんが2箇所あります。着物も手前の女性の山側にも注目です。

Q49 絶景
サグラダファミリア

スペインの絶景をモチーフにした問題です。左と右の絵を見くらべて、ちがっている部分をさがしてみましょう。

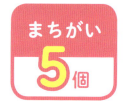

まちがい **5**個

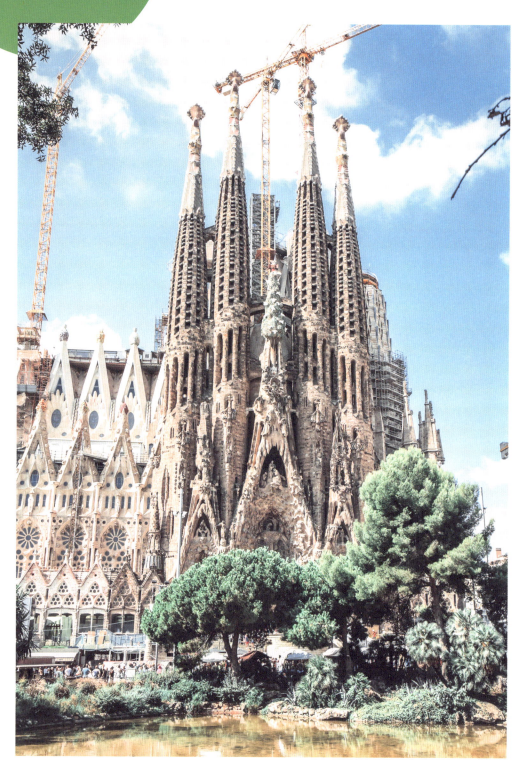

> **豆知識**
> サグラダファミリアは、建築家アントニ・ガウディが生涯をかけて取り組み、130年以上経った今でもなお建設を行っている未完成の教会です。その一部（生誕のファサードと地下聖堂）はユネスコの世界遺産に認定されています。

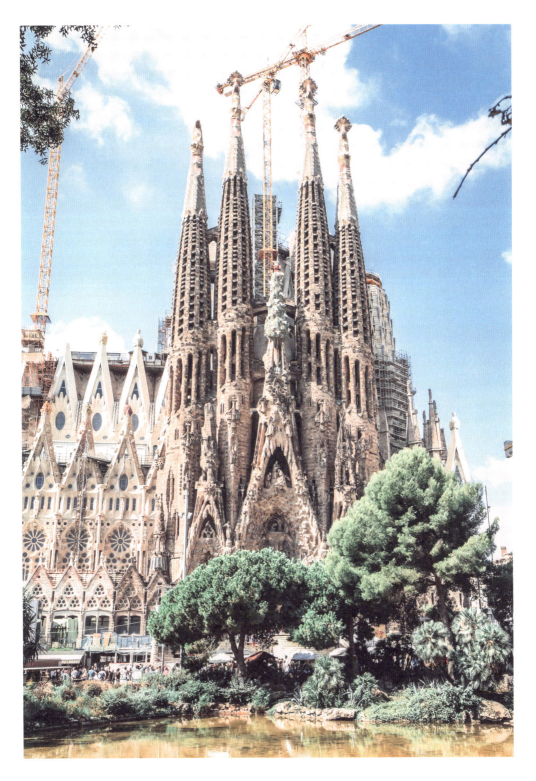

答えは124ページ

Q48のヒント：遠くに建物らしい3階部分があります。細かな色合いにも注目してみましょう。

Q50 動物
カヤネズミ

日本最小のネズミをモチーフにした問題です。左と右の絵を見くらべて、ちがっている部分をさがしてみましょう。

まちがい 5個

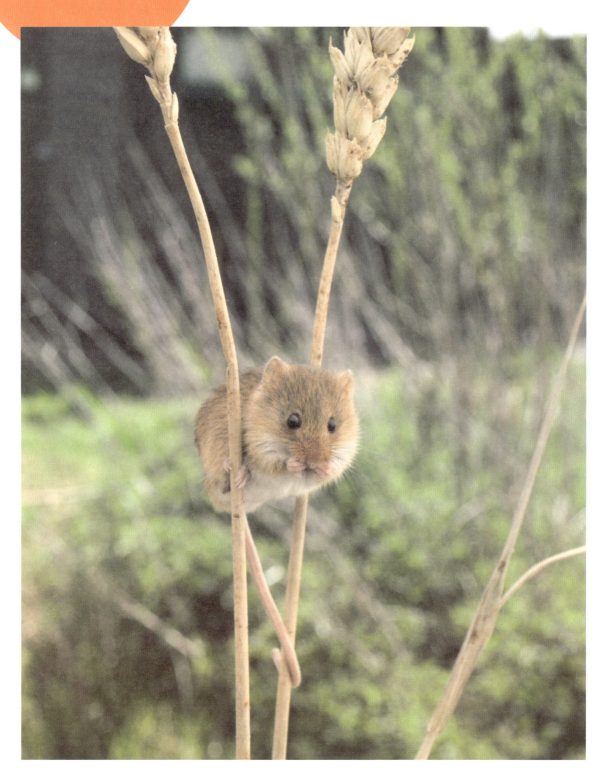

> **豆知識**
> カヤネズミは、日本でいちばん小さいネズミです。畑や水田、沼沢地、河川敷など、イネ科植物の密生した水気のあるところを好んで生息します。冬は地中に穴を掘ってすごし、水面を泳ぐこともできるそうです。

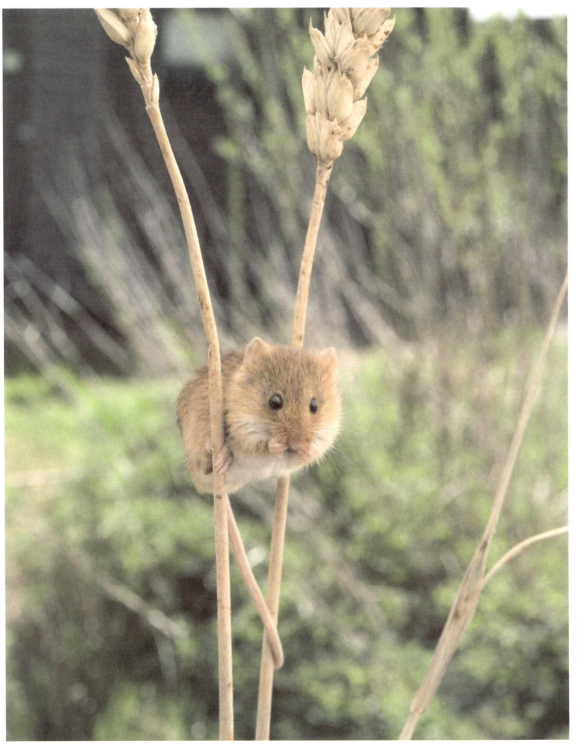

Q49のヒント：水面にかげのないものがいくつかあります。右の木の水にうつる目にも注目しましょう。

答えは124ページ

50問の「まちがいさがし」、いかがでしたか？
まだすべてのまちがいを見つけてはいないけれど、
いったん最後までやってみた、
という方もいらっしゃるでしょう。
でもそれでいいのです。
「自律神経を整える」ためのトレーニングとして
何度もチャレンジしてみてください。
すべて見つけたという方も、時間を置いて忘れた頃に、
また問題を見てみてください。
すると、以前見つけたはずのまちがいが
わからなくなったり、
逆に以前は見つけられなかったまちがいが
見えてきたり、
あなたの自律神経の状態によって
結果が変わってくるはずです。
そうやって繰り返し取り組んでもらえれば、
自律神経を整える方法が、
自然と身につくと考えています。

小林弘幸の
自律神経を整える まちがいさがし 決定版

解 答

Q50のヒント：サギをズームの体にまちがいが3照所あります。4つに分目してみましょう。

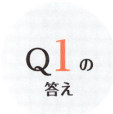
Q1の
答え

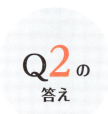
Q2の
答え

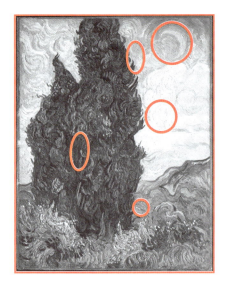

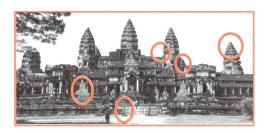

Q3の
答え

Q4の
答え

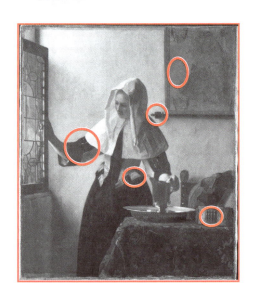

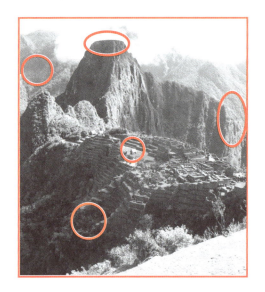

Q5 の 答え

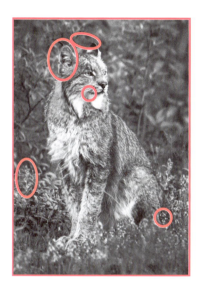

Q6 の 答え

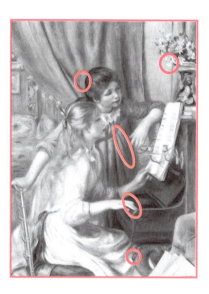

Q7 の 答え

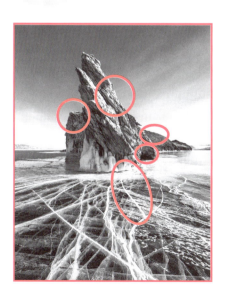

Q8 の 答え

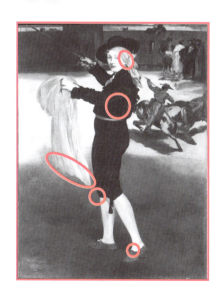

Q9の答え

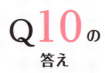
Q10の答え

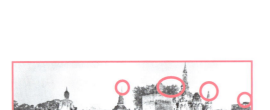

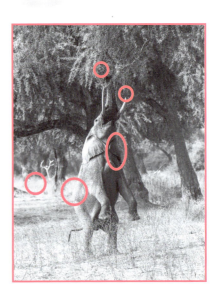

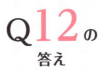
Q11の答え

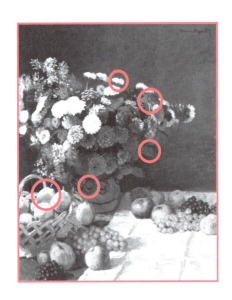

Q12の答え

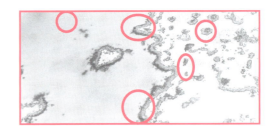

Q13の答え

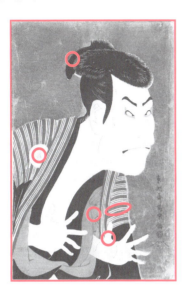

Q14の答え

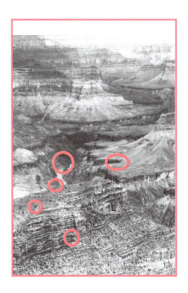

Q15の答え

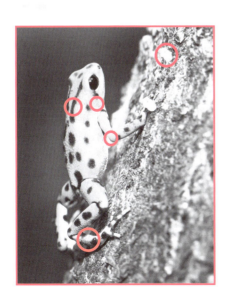

Q16の答え

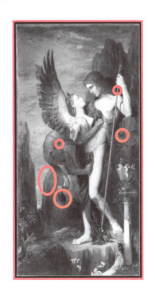

Q17の
答え

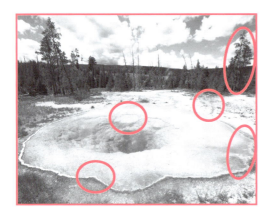

Q18の
答え

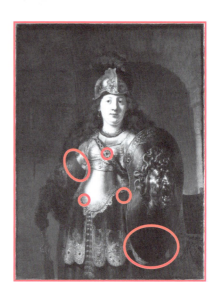

Q19の
答え

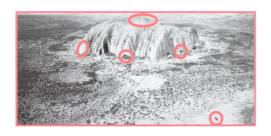

Q20の
答え

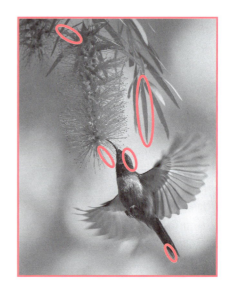

Q21の答え

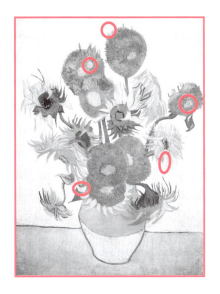

Q22の答え

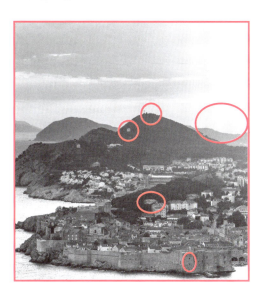

Q23の答え

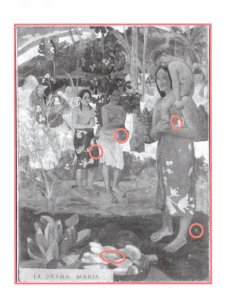

Q24の答え

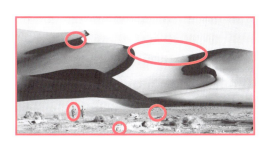

Q25の 答え

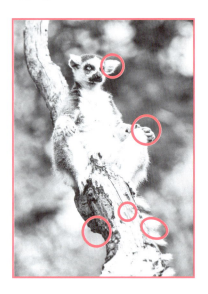

Q26の 答え

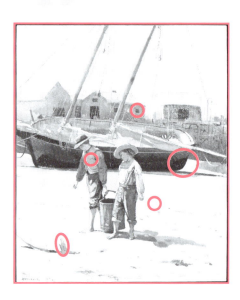

Q27の 答え

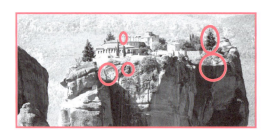

Q28の 答え

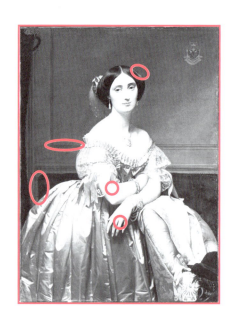

Q29の答え

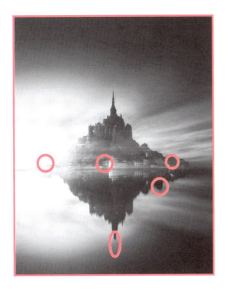

Q30の答え

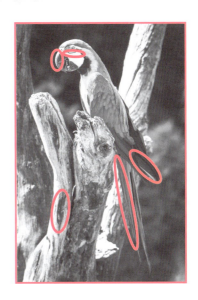

Q31の答え

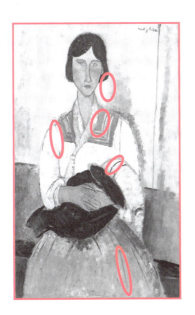

Q32の答え

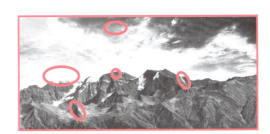

Q33の答え

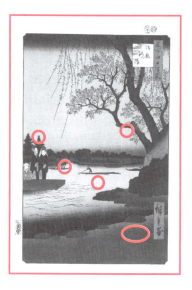

Q34の答え

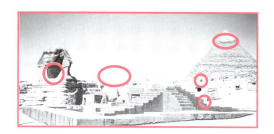

Q35の答え

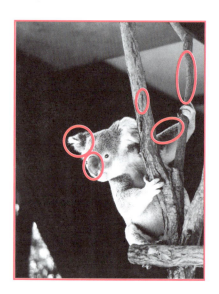

Q36の答え

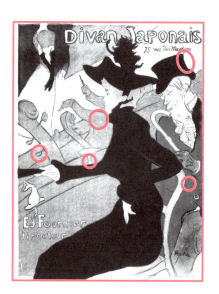

Q37 の 答え

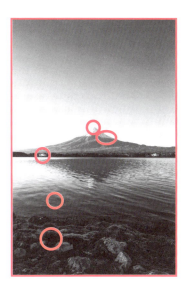

Q38 の 答え

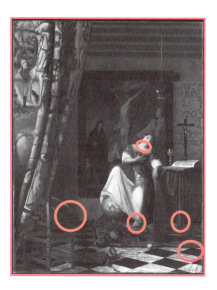

Q39 の 答え

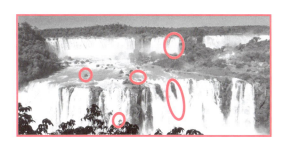

Q40 の 答え

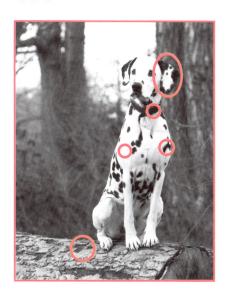

121

Q41の答え

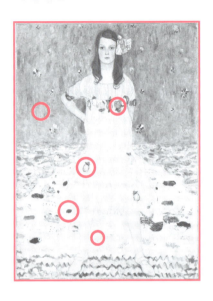

Q42の答え

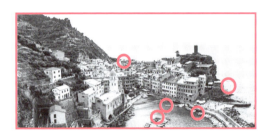

Q43の答え

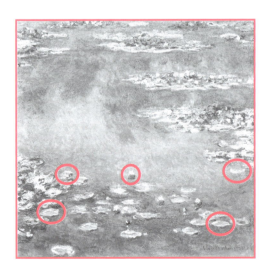

Q44の答え

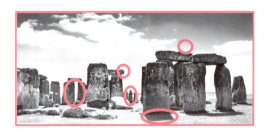

Q45の答え

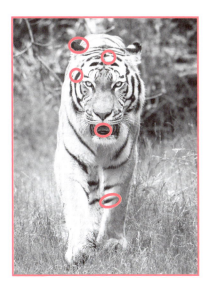

Q46の答え

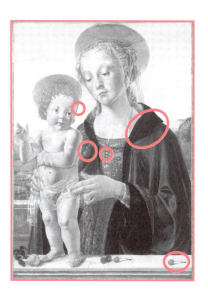

Q47の答え

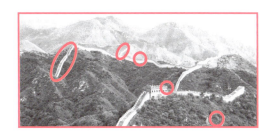

Q48の答え

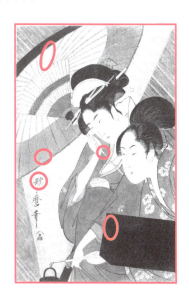

Q49の答え

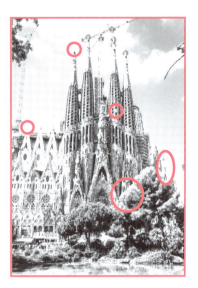

Q50の答え

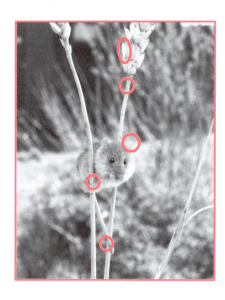

おわりに

パニックになると、人間、真ん中しか見えなくなります。
視野が狭まるのです。
慌てると、見えているはずのものも
目に入ってこなくなります。
また、思い込みで簡単なまちがいすら見えなくなります。
これは、「まちがいさがし」だけの話ではなく、
人生そのものですよね。
日常でもいかに「見えていないこと」が多いか。
日々の人生はこういう「まちがいさがし」の
繰り返しといえます。
われわれは、生活の中で常に
まちがいさがしをしています。
送るメールひとつとってみても、
「これでまちがいはないか？」ということを考えますよね？
仕事のミスは、つまり
「まちがいさがし」ができていなかった、ということなのです。
われわれの人生というのはそういうことの繰り返しで、
だからこそ、いかに冷静に平常心を保ちながら
物事をこなせるかということが重要なのです。
何か見えないもの──「問題」にぶち当たったときは、
1回立ち止まって、もう一度呼吸をして、
ゆっくり考える余裕をもちましょう。
そうすると、見えなかったものが見え出してくるのです。
「まちがいさがし」は
人生の訓練をしているようなものなのです。

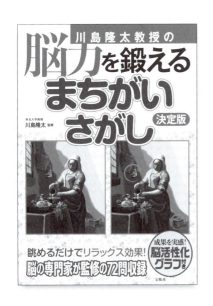

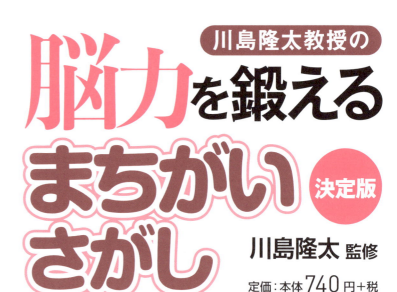

川島隆太 監修

定価：本体740円+税

楽しみながら脳を元気に！72問収録

アメリカの1ドル札を描いた問題です。上と下の絵を見くらべて、ちがっている部分をさがしましょう。

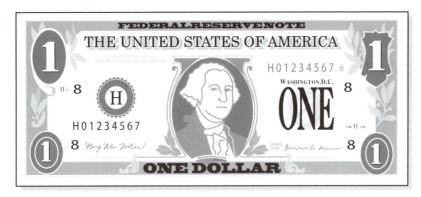

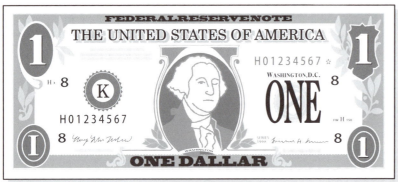

[難易度]

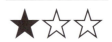

[まちがい]

7コ

[答え]

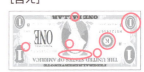

宝島社　お求めは書店、公式直販サイト・宝島チャンネルで。

キヨエちゃんの挑戦状!?
チコちゃんのまちがいさがし BOOK

NHK「チコちゃんに叱られる!」制作班 監修

定価：本体 1000 円+税

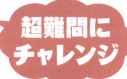

ボーっとみていてもみつからない！
左と右の絵を見くらべて、10コのまちがいをさがそう！

超難問にチャレンジ

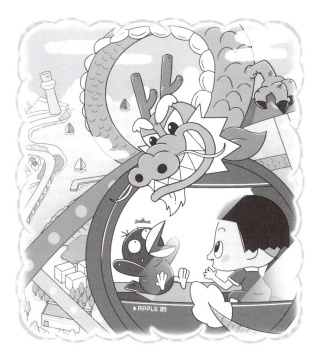

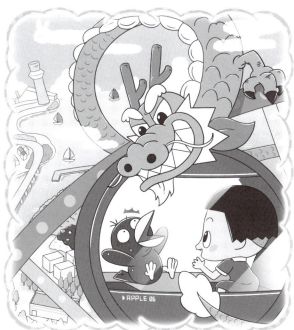

一緒に遊んだ1日をふり返っているチコちゃんとキヨエちゃん。でもキヨエちゃんが記憶ちがいしているところがあるみたい。みんなでそのまちがいをさがしてみよう！

[答え]

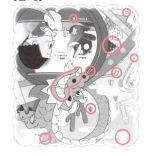

宝島社 検索　**好評発売中！**

小林弘幸（こばやし・ひろゆき）

1960年、埼玉県生まれ。順天堂大学医学部教授。日本体育協会公認スポーツドクター。自律神経研究の第一人者として、プロスポーツ選手、アーティスト、文化人へのコンディショニング、パフォーマンス向上指導に関わる。おもな著書に、『なぜ、「これ」は健康にいいのか？』（サンマーク出版）、『自律神経を整えるぬり絵』『聞くだけで自律神経が整うCDブック』『医者が考案した「長生きみそ汁」』（以上、アスコム）など。

【スタッフ】
カバーデザイン	杉本欣右
本文デザイン・DTP	佐藤遥子
問題制作	竹内香子
豆知識テキスト	江藤優子
編集	九内俊彦、阿草祐己

小林弘幸の自律神経を整える まちがいさがし 決定版

2019年11月2日　第1刷発行
2024年10月21日　第6刷発行

著　者	小林弘幸
発行人	関川 誠
発行所	株式会社宝島社
	〒102-8388
	東京都千代田区一番町25番地
	電話（営業）03-3234-4621
	電話（編集）03-3239-0646
	https://tkj.jp
印刷・製本	株式会社広済堂ネクスト

本書の無断転載・複製・放送を禁じます。
乱丁・落丁本はお取り替えいたします。

©Hiroyuki Kobayashi 2019
Printed in Japan
ISBN978-4-8002-9925-3